Ratgeber Generalisierte Angststörung

Informationen für Betroffene und Angehörige

von Jürgen Hoyer, Katja Beesdo
und Eni S. Becker

HOGREFE
GÖTTINGEN · BERN · WIEN
TORONTO · SEATTLE · OXFORD · PRAG

Prof. Dr. Jürgen Hoyer, geb. 1958, ist seit 2002 Leiter der Institutsambulanz und Tagesklinik für Psychotherapie (IAP) sowie des Aufbaustudiengangs Psychologische Psychotherapie an der Technischen Universität Dresden.

Dr. Katja Beesdo, geb. 1976, ist seit 2000 Wissenschaftliche Mitarbeiterin am Institut für Klinische Psychologie und Psychotherapie der TU Dresden.

Prof. Dr. Eni S. Becker, geb. 1965, ist seit 2003 Professorin für Klinische Psychologie an der Radboud Universität Nijmegen.

Bibliografische Information der Deutschen Nationalbibliothek
Die Deutsche Nationalbibliothek verzeichnet diese Publikation in der Deutschen Nationalbibliografie; detaillierte bibliografische Daten sind im Internet über http://dnb.d-nb.de abrufbar.

Göttingen • Bern • Wien • Toronto • Seattle • Oxford • Prag
Rohnsweg 25, 37085 Göttingen

http://www.hogrefe.de
Aktuelle Informationen • Weitere Titel zum Thema • Ergänzende Materialien

Umschlagabbildung: © Getty Images
Satz: Grafik-Design Fischer, Weimar
Gesamtherstellung: AZ Druck und Datentechnik, Kempten
Printed in Germany
Auf säurefreiem Papier gedruckt

ISBN 978-3-8017-2030-8

Inhaltsverzeichnis

Vorwort

Wer dieses Buch ausgewählt hat, sollte eines wissen: Die „Kunst eines von Sorgen und Aufregungen befreiten Lebens“ gibt es nicht. Es wäre sogar ausgesprochen lebensfern, Sorgen und Aufregungen ausschließen zu wollen aus einem „lebendigen“ Leben. Etwas anderes – und vollkommen Verständliches – ist es allerdings, wenn Menschen an den Punkt kommen, an dem sie Sorgen und Ängste am liebsten aus ihrem Leben verbannen möchten, weil sie überhand genommen haben und das Leben zu bestimmen scheinen. Aber die Sorgen und Ängste mit aller Macht zurückdrängen zu wollen, gelingt genau in diesem Moment am wenigsten.

Dieses Buch richtet sich an jene, die ihre Sorgen nicht mehr „im Griff haben“, denen ihre Sorgen „zu viel werden“. Alle Menschen erleben Zeiten, in denen sie realistischen Problemen ausgesetzt sind, wie etwa finanziellen Sorgen während eines Hausbaus oder beruflichen Zukunftssorgen am Ende eines Studiums. Manchmal jedoch haben Sorgen zwar einen realistischen Hintergrund, sind aber übertrieben oder überflüssig. Sorgen richten sich auf Dinge, welche die Person nicht verändern kann und es sind Sorgen, die mit Einschränkungen für das Leben der Betroffenen verbunden sind: die Person beginnt, gegen die Sorgen anzukämpfen oder Dinge zu vermeiden, um nicht mit den Sorgen konfrontiert zu werden.

Dieser Ratgeber zeigt auf, welche Art von Sorgen problematisch sein kann und welche Wege es gibt, sich von einem solchen „Stil“ des Sich-Sorgens und des andauernden „Gedankenmachens“ zu befreien. Wir zeigen eine Reihe von Übungen auf, die Ihnen helfen können, unvermeidliche von überflüssigen Sorgen zu trennen und beide Arten von Sorgen besser – und mit weniger Zeitaufwand – zu bewältigen. Die Zielsetzung ist zum einen, Menschen zu helfen, die sich wegen einer Generalisierten Angststörung (vgl. Kapitel 1.1) in Behandlung befinden. Aber auch denjenigen, die sich durch ein ständiges „Sich-Sorgen“ belastet fühlen und noch nicht in Behandlung sind, möchten wir Hilfsmöglichkeiten aufzeigen. Sollte es Ihnen nicht gelingen, die vorgeschlagenen Übungen alleine durchzuführen oder wenn die Sorgen sich trotzdem als hartnäckig erweisen, dann sollten Sie unbedingt einen Fachmann, einen Psychotherapeuten, aufsuchen. Dieses

Buch soll Anregungen bieten und eine erste Hilfe sein. Eine Therapie ersetzen kann es nicht.

Die Mitglieder der Autorengruppe sind gleichermaßen in Forschung und Therapie der Generalisierten Angststörung tätig. Das Wissen, das in diesen Ratgeber eingeht, stammt zum einen aus der internationalen Forschung zur Generalisierten Angststörung, es stammt aber nicht zuletzt auch aus den Erfahrungen mit unseren Patienten. Wir möchten deshalb an dieser Stelle den Patienten danken, die mitgeholfen haben, die hier beschriebenen Lösungsansätze zu überprüfen, namentlich den Patienten im von der Deutschen Forschungsgemeinschaft geförderten Therapieprojekt zur Generalisierten Angststörung in Dresden. Auch unseren Kolleginnen Dipl.-Psych. Samia Chaker und Dipl.-Psych. Juliane Runge möchten wir für ihre Unterstützung bei der Erstellung der Verlagsfassung des Manuskripts herzlich danken.

Dresden und Nijmegen, im Herbst 2006

J. Hoyer,
K. Beesdo und
E. S. Becker

1 Generalisierte Angststörung – was ist das?

1.1 Erwartungsangst und Sorgen: Alltagsproblem oder behandlungsbedürftiges Symptom?

Die Generalisierte Angststörung ist durch übermäßige Sorgen und Befürchtungen (die so genannte „Erwartungsangst") und durch eine übermäßige psychische und körperliche Anspannung gekennzeichnet. Sie ist *keine* Phobie.

Unter übermäßigen Sorgen ist zu verstehen, dass die Person sich öfter, intensiver oder länger über verschiedene Dinge Sorgen macht als andere Menschen dies tun. Die Sorgen beziehen sich auf mehrere Bereiche, also *nicht nur auf einen einzelnen,* besonders aktuellen Bereich (zum Beispiel ein chronisch krankes Kind). Die Sorgen sind *mehr oder weniger chronisch*, das heißt, dass sie für eine längere Zeit an der Mehrzahl der Tage auftreten. Die Sorgen sind für die Betroffenen meistens bereits zur Gewohnheit geworden. Sie sind nicht nur Ausdruck einer vorübergehenden Krise, die zum Beispiel auf veränderte Lebensumstände zurückzuführen ist. Weil die Sorgen für die Betroffenen etwas sind, das sie nicht (mehr) ungewöhnlich finden, stellen sie sich beim Arzt meist nicht wegen der Sorgen, sondern wegen der begleitenden Beschwerden vor, die ebenfalls typisch für die Generalisierte Angststörung sind. Zu diesen zählen

- ausgeprägte Ruhelosigkeit (die Person fühlt sich aufgewühlt oder – wie eine Patientin einmal sagte – wie ein aufgezogenes Spielzeugauto, das man nicht abstellen kann),
- leichte Ermüdbarkeit,
- Konzentrationsschwierigkeiten,
- Irritierbarkeit/Reizbarkeit,
- Muskelanspannung und -verspannungen,
- Schlafstörungen (insbesondere, wenn die Sorgen auch nachts auftreten).

Die folgenden kurzen Fallbeispiele geben einen ersten Eindruck der Problematik.

Fallbeispiele

Herr K. klagt über einen ständigen „Druck auf der Brust“, der nur im Urlaub nachlasse. Zudem berichtet er von massiven Einschlafschwierigkeiten, begleitet von Panikgefühlen und ein- bis zweimaligem nächtlichen Aufwachen. Auch leide er unter Versagensängsten und allgemeiner Angst bezüglich seines beruflichen Erfolges und befürchte ständig, bestimmte Dinge nicht sorgfältig und angemessen erledigen zu können. Diese Ängste hätten ihn schon seit Beginn seiner Diplomarbeit gequält. Der 37-jährige Patient ist seit zwei Jahren glücklich verheiratet und hat 2 Kinder. Seine Frau ist die Einzige, die von seinen Ängsten weiß. Sie hat ihn dazu angeregt, eine Therapie zu machen.

Frau R. ist 48 Jahre, Verkäuferin, hat 2 Kinder, eines davon behindert, ist geschieden und lebt mit ihrem Freund zusammen. Sie sei schon immer kränklich gewesen und laufe ohne großen Fortschritt von Arzt zu Arzt; neben diesen körperlichen Beschwerden leide sie unter ihrer großen Ängstlichkeit. Manchmal gerate sie in Angstzustände und reagiere dann „unkontrolliert“. Sie klagt über Angst, es könne irgendwo irgendetwas Schlimmes passiert sein, ohne dass sie habe helfen können. Solche Angstzustände habe sie schon früher erlebt, aber nicht in dieser Intensität. Frau R. meint, der Auszug des zweiten Sohnes (vor sechs Jahren) sei der Ausgangspunkt für die aktuelle Angst-Problematik gewesen. Ihre Ängste würden sich negativ auf ihre derzeitige Beziehung auswirken, es komme öfter zu Streitigkeiten. Ihr Freund und ihr Sohn hätten sie darauf hingewiesen, dass diese „ständige Sorgerei krankhaft“ sein könnte, und dass sie sich dadurch sehr belastet und kontrolliert fühlen würden. Da sie ihre Familie nicht belasten möchte, komme sie nun aus eigenem Antrieb zur Behandlung.

Frau M. ist 66 Jahre, verheiratet, und hat zwei Kinder. Die augenblickliche Krisenzeit mit hoher Arbeitslosigkeit verursache bei ihr körperliche und psychische Beschwerden; sie leide unter dauernder Angst und starker Anspannung. Der Tod eines ihrer Kinder gleich nach der Geburt (1960) habe sie sehr viel ängstlicher und besorgter werden lassen. Das habe sie zeitweise so sehr zermürbt, dass sie wegen Depressionen eine stationäre psychiatrische Behandlung gebraucht habe. Während der Berufstätigkeit habe sich dies dann weniger ausgewirkt, sei jedoch wieder viel schlimmer geworden, seit sie Rentnerin sei.

Es sind keineswegs leichte Sorgen (die jeder kennt), die das Kernsymptom der Generalisierten Angststörung ausmachen, sondern es sind Sorgen, die einen großen Teil der Tageszeit in Anspruch nehmen und für Betroffene nicht kontrollierbar sind. Fragt man einen Patienten mit Generalisierter Angststörung, was passiere, wenn eine Sorge vorüber sei (weil beispielsweise der Partner nun wieder wohlbehalten zu Hause ist), so wird er antworten, dass sich meist bald das nächste Sorgenthema aufdränge. Häufig glauben die Patienten, dass es sinnvoll sei, sich so viele Sorgen zu machen – etwa um von negativen Ereignissen nicht überrascht zu werden und darauf besser vorbereitet zu sein. Dies *kann* durchaus sinnvoll sein, wie es auch in der Doppelbedeutung des Wortes (*für* etwas sorgen) zum Ausdruck kommt. „Für etwas sorgen" heißt aber eben genau genommen, dass die Person etwas unternimmt und dass konkrete Lösungen erreicht werden können. Diese sinnvolle Funktion des Sorgens spielt bei Betroffenen mit Generalisierter Angststörung jedoch meistens nur noch eine untergeordnete Rolle. Mit diesem Ratgeber wollen wir helfen, diese ursprünglich positive Funktion wieder zu aktivieren, und von dem sinnlosen und andauernden Sich-Sorgen zu unterscheiden (vgl. Kapitel 3).

Eine Untersuchung von Hoyer, Becker und Roth (2001) verdeutlicht die Unterschiede zwischen „normalen" und krankhaften Sorgenprozessen. Patienten mit einer Generalisierten Angststörung sorgten sich durchschnittlich pro Tag mehr als sechs Stunden. Die Vergleichspatienten dieser Studie (Patienten mit sozialen Ängsten) wie auch gesunde Vergleichspersonen gaben zwar ebenfalls an, sich Sorgen zu machen; beide Gruppen lagen jedoch bei einem viel geringeren Durchschnittswert von etwa einer Stunde pro Tag (vgl. Abbildung 1). Zugleich waren sich letztere sicher, ihre Sorgen im Griff zu haben, und empfanden sie als weniger beeinträchtigend und weniger angstauslösend.

In den folgenden Kapiteln werden wir noch näher erläutern, woran das Störungsbild der Generalisierten Angststörung erkannt werden kann. Ein einfacher Selbsttest zur Generalisierten Angststörung befindet sich im Anhang (vgl. Arbeitsblatt 1, Seite 65). Zunächst ist es aber wichtig zu wissen, was die Generalisierte Angststörung *nicht* ist!

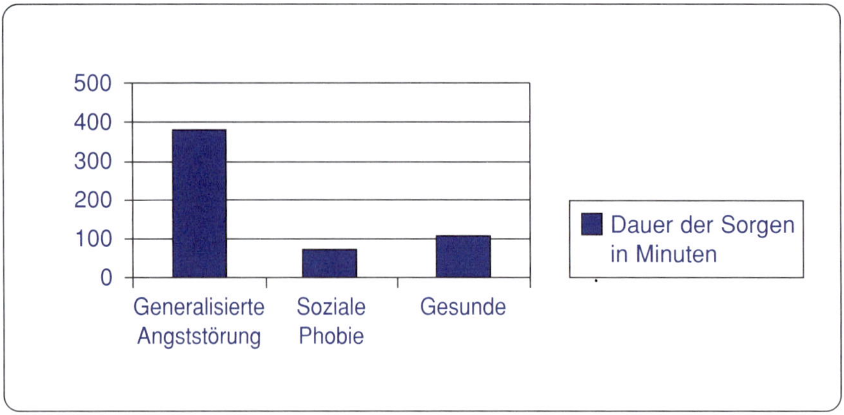

Abbildung 1: Dauer der Sorgen pro Tag in Minuten bei Patienten mit Generalisierter Angststörung und zwei Vergleichsgruppen (Patienten mit sozialer Angst und Gesunde).

1.2 Bei welchen anderen Störungen können ebenfalls Sorgen im Vordergrund stehen?

Sorgen sind ein häufiger Ausdruck von ungelösten seelischen Problemen. Sie kommen sowohl im Alltagsleben wie auch als Symptom bei einer ganzen Reihe psychischer Störungen vor.

Die in diesem Zusammenhang wichtigste Störung ist die *Depression*. Anders als bei der Generalisierten Angststörung stehen die Sorgen bei der Depression meistens nicht im Vordergrund. Typisch für die Depression sind vielmehr eine übermäßige Traurigkeit und Niedergeschlagenheit sowie ein „Interesseverlust". Dinge, die vorher einen Anreiz darstellten, haben nun scheinbar jede Bedeutung verloren, nichts bereitet mehr Spaß. Daneben gibt es noch vielfältige weitere Symptome der Depression, die jenen der Generalisierten Angststörung ähneln können: zum Beispiel Konzentrationsschwierigkeiten, Ruhelosigkeit, Schlafstörungen, aber auch ausgeprägte Selbstzweifel. Eine Abgrenzung zwischen beiden Störungen ist – auch für Experten – deshalb nicht immer einfach. Das Problem wird außerdem dadurch verschärft, dass beide Störungen häufig zur gleichen Zeit auftreten.

Immer wieder ist zu beobachten, dass eine über lange Zeit unbehandelte Generalisierte Angststörung die Betroffenen auf Dauer so beeinträchtigt, dass zusätzlich noch eine Depression entsteht. Als eine einfache Grundüberlegung sollte gelten, dass die oben beschriebenen Formen von übermäßigen Sorgen diagnostisch und therapeutisch unbedingt gesondert beachtet werden sollten, wenn sie außerhalb von bekannten Phasen der Depression auftreten, da es sich in diesem Fall um separate Probleme handeln kann.

Ein zweiter Bereich sind die so genannten *Anpassungsstörungen*. Diese treten während des Anpassungsprozesses nach einer entscheidenden Lebensveränderung oder nach belastenden Lebensereignissen (wie zum Beispiel einer schweren körperlichen Erkrankung) auf. Ein kurzes Beispiel kann erläutern, was unter einer Anpassungsstörung zu verstehen ist.

Fallbeispiel

Herr K., 51 Jahre, ist Unternehmer und hat nach einem Herzinfarkt gerade eine schwere Herzoperation hinter sich. Gleichzeitig ist seine Frau hochschwanger und sagt ihm, sie sei mit ihrem derzeitigen Leben sehr unzufrieden. Dann ordnet auch noch das Finanzamt eine Steuerprüfung an. Herr K. fühlt sich in dieser Situation überfordert und macht sich über verschiedene Dinge große Sorgen, mit denen er sich lange Zeit gar nicht oder kaum auseinandergesetzt hatte: Sein Alter, seine Angst vor Tod und Gebrechlichkeit (die auch nahe Angehörige betraf), und seine Angst, seine Frau zu verlieren. Herr K. fühlt sich der Situation nicht mehr gewachsen und hat das Gefühl, dass es so nicht mehr weitergehen kann. In einer Therapie bringen Therapeut und Patient sein Problem auf die Formel, er habe immer Erfolg gehabt und deshalb nie gelernt, sich mit Ängsten oder Defiziten auseinanderzusetzen. Letztlich erweisen sich seine Belastungen aber allesamt als handhabbar. Der Patient lernt, sich auf die herzbezogenen Rehabilitationsmaßnahmen einzustellen und „kürzerzutreten"; er lernt, sich mit seiner Partnerin intensiver auch über emotionale Probleme zu verständigen; und er lernt durch eine Konfrontation mit seinen Ängsten, diese besser zu bewältigen. Nach wenigen Monaten sind Sorgen für ihn so wenig ein Thema, wie vor der beschriebenen Anpassungskrise.

Übertriebene Sorgen kommen ferner im Rahmen *anderer Angststörungen* vor, die wir hier nicht im Einzelnen beschreiben wollen, wie zum Beispiel der *Zwangsstörung* oder der *Gesundheitsangst* (Hypochondrie). In diesem Fällen sind die Sorgen aber meistens auf einen eng umgrenzten thematischen Bereich bezogen, zum Beispiel auf die Angst vor Schmutz und Verunreinigung (Zwangsstörung) oder vor Ansteckung (Gesundheitsangst).

Abschließend sei noch auf ein mögliches Missverständnis hingewiesen: Manchmal denken Patienten, die viele Phobien haben (zum Beispiel Spinnenphobie, Fahrstuhlphobie, Flugangst, Angst vor Dunkelheit etc.), der Begriff „generalisierte Angst“ stünde genau für ihr Problem, nämlich in vielen spezifischen Bereichen „Ängste“ zu haben. Dieses gleichzeitige Bestehen mehrerer verschiedener Angststörungen ist aber keineswegs mit dem hier verwendeten Begriff der Generalisierten Angststörung zu verwechseln und erfordert auch andere Behandlungswege.

1.3 Wie und woran kann man eine Generalisierte Angststörung erkennen?

Fassen wir die wesentlichen Merkmale der Generalisierten Angst zusammen, so ergibt sich folgendes Bild: Das Kernmerkmal der Störung besteht in chronischen und übermäßigen Sorgen und ängstlichen Erwartungen. Die Inhalte der Sorgen kreisen dabei um die Familie, die Gesundheit, Arbeit oder Ausbildung, Umwelt, Politik oder auch den tagtäglichen „Kleinkram“. Auch Menschen ohne Generalisierte Angststörung machen sich hin und wieder Sorgen über derartige Dinge. Während sie aber jederzeit wieder mit dem Sorgen aufhören können, gelingt dies Betroffenen gar nicht oder nicht dauerhaft. Die Sorgen bei einer Generalisierten Angststörung sind – subjektiv – unkontrollierbar! Zudem sorgen sich Betroffene fast täglich und nicht selten mehrere Stunden am Tag. Diese Sorgen gehen auch mit verschiedenen körperlichen Begleiterscheinungen einher wie Anspannung, Ruhelosigkeit, leichter Ermüdbarkeit, Konzentrations- oder Schlafschwierigkeiten. Betroffene fühlen sich häufig „wie auf dem Sprung“ und sind leicht reizbar. Auf Dauer belastet dies sehr und durch die ständigen Sorgen und Symptome kann der Alltag stark beeinträchtigt und eingeschränkt sein.

Mittels eines Selbsttests, welchen Sie im Arbeitsblatt 1 im Anhang (vgl. Seite 65) des Ratgebers finden, können Sie prüfen, ob bei Ihnen möglicherweise eine Generalisierte Angststörung vorliegt.

Für eine sichere Diagnosestellung ist allerdings eine umfassendere Abklärung bei einem Psychologen, Psychotherapeuten oder Psychiater notwendig.

1.4 Wie häufig ist die Generalisierte Angststörung?

Die Generalisierte Angststörung tritt relativ häufig auf. Etwa 5 % der Menschen leiden irgendwann einmal im Leben an einer Zeitspanne mit chronischen, übermäßigen und unkontrollierbaren Sorgen. Frauen sind dabei doppelt so häufig betroffen wie Männer. Bei Kindern und Jugendlichen ist eine Generalisierte Angststörung seltener als bei Erwachsenen. Viele erwachsene Betroffene berichten zwar, dass sie „schon immer" ängstlicher und besorgter als andere waren, aber eine Verstärkung der Symptomatik tritt zumeist – manchmal langsam und schleichend, manchmal akut – erst im späteren Lebensverlauf ein. Häufig sind hierfür Stress oder andere Belastungen

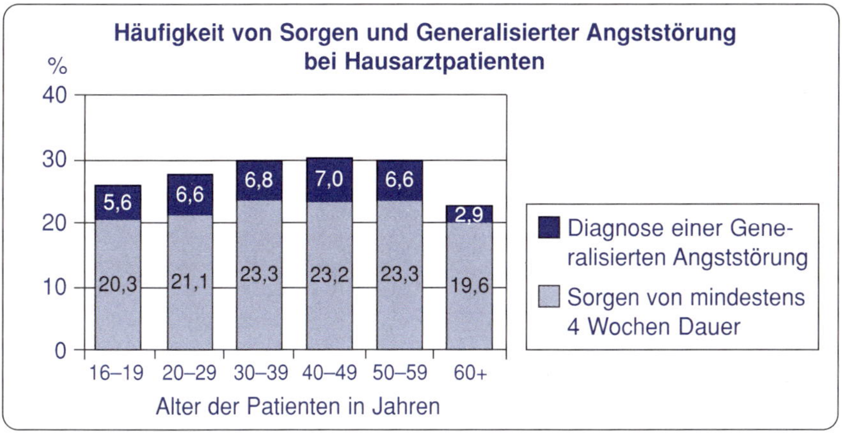

Abbildung 2: Ergebnisse einer großen Studie mit mehr als 20.000 Patienten in Hausarztpraxen (Wittchen et al., 2001), welche zeigt, wie viele Patienten durch Sorgen belastet sind: Teilweise mehr als ein Viertel aller Patienten litten in den letzten 4 Wochen an Sorgen. Ein immer noch hoher Prozentsatz der Patienten erfüllt die diagnostischen Kriterien der Generalisierten Angststörung.

verantwortlich. Aufgrund der mit den Sorgen verbundenen Anspannung und Begleitsymptomen wie Schlafstörungen und Ruhelosigkeit suchen die Patienten von sich aus in der Regel den Hausarzt auf (vgl. Abbildung 2) – der Psychotherapeut wäre aber in vielen Fällen der bessere Ansprechpartner, weil er für die Diagnostik und Behandlung der Störung speziell ausgebildet ist.

Hat sich eine Generalisierte Angststörung erst einmal ausgebildet, dann bleibt sie nicht selten über viele Jahre bestehen. Allerdings kann es immer mal wieder längere Zeiträume geben, in denen die Generalisierte Angststörung weniger stark ausgeprägt ist, so dass sich Phasen mit mehr und Phasen mit weniger Sorgen und Symptomen abwechseln.

1.5 Was sind die Folgen einer unbehandelten Generalisierten Angststörung?

Viele Patienten fragen „Können mich die Sorgen nicht auf Dauer krank machen?“. Manche nehmen an, durch zu viele Sorgen könnten Überbelastungen zum Beispiel für das Herz-Kreislauf-System oder für den Gastro-Intestinal-Trakt (Magenschleimhautentzündung, Magengeschwür) entstehen. Diese Sorgen sind weitgehend unbegründet, denn auf direktem Weg können Sorgen nicht krank machen.

Viele Patienten fürchten durch ihre Sorgen „verrückt zu werden“ oder „durchzudrehen“. Diese Sorge ist unberechtigt. Allerdings erhöht eine andauernde und insbesondere unbehandelte Generalisierte Angststörung das Risiko, an anderen psychischen Störungen, wie einer Depression, zu erkranken (vgl. Kapitel 2.4). Durch chronische Sorgen, wie sie charakteristisch für die Generalisierte Angststörung sind, entstehen aber vielfältige Einschränkungen und Beeinträchtigungen im Alltag.

Bleibt eine Generalisierte Angststörung unbehandelt, so belastet und beeinträchtigt sie häufig viele wertvolle Lebensjahre. Nicht nur die Betroffenen selbst leiden dann unter dieser Störung, sondern auch die Familie, Freunde oder die Arbeit. Leider wissen viele Betroffene nicht, dass sie an einer psychischen Störung leiden, die heute gut behandelt werden kann. Aufgrund der belastenden Begleitsymptome wie Konzentrations- und Schlafschwierigkeiten begeben sie sich „nur“ zum Hausarzt. Dieser hat aber bei Klagen über derartige unspezifische Symptome keine Chance, die korrekte Diagnose zu stellen und eine entsprechend richtige Behandlung einzuleiten. Betroffene „schleppen“ sich somit über viele Jahre mit den Symptomen einer Generalisierten Angststörung herum und erhalten keine adäquate Behandlung. Nicht selten entstehen dann als Folge Depressionen und somit zusätzliche emotionale und körperliche Belastungen. Einige Betroffene versuchen auch, ihre Ängste durch Alkohol oder Beruhigungsmedikamente zu „bändigen“. Wird dies als einziger Ausweg gesehen und über längere Zeit fortgesetzt, dann kann sich eine Substanzabhängigkeit entwickeln.

Insgesamt zeigt dies, dass chronische Sorgen nicht verharmlost, aber auch nicht dramatisiert werden sollten.

Wenn Sie unter körperlichen Beschwerden leiden, für die Ihr Hausarzt bisher keine eindeutige Ursache finden konnte, dann beobachten Sie, ob diese Beschwerden verstärkt in Phasen mit Sorgen auftreten. Ist dies der Fall, dann scheuen Sie sich nicht, dem Hausarzt davon zu berichten! Dies erhöht die Wahrscheinlichkeit der Einleitung einer richtigen Behandlung!

2 Wie entsteht eine Generalisierte Angststörung?

Angst ist grundsätzlich eine biologisch sinnvolle Reaktion mit hohem Überlebenswert. Sie dient als Signal für Gefahr und hilft, diese zu vermeiden. Es ist daher nicht überraschend, dass es eine biologische und genetische Basis für Angst gibt. Allerdings kann die Angstreaktion durch Erfahrung verändert werden. So lernen wir sehr schnell, vor gefährlichen Dingen, die uns verletzen könnten, Angst zu haben und ihnen auszuweichen. Im Vergleich zu anderen erlernten Eigenschaften zeichnen sich erlernte Ängste allerdings dadurch aus, dass sie sehr schwer wieder zu *verlernen* sind. Zudem lernen wir auch besonders schnell vor Dingen Angst zu haben, die sich ähneln, so dass Ängste sich schnell ausweiten.

Besteht ein „Zuviel" an Angst, d. h. es wird eine unnötig starke Angst in eigentlich ungefährlichen Situationen gezeigt, spricht man von Angststörungen. Die Entstehung einer Angststörung kann nicht durch *eine* Ursache oder die biologische Basis allein erklärt werden. Vielmehr muss davon ausgegangen werden, dass Angststörungen durch eine Kombination von „vorbereitenden" („Vulnerabilität") und auslösenden Faktoren („Stress") entstehen. Die Vulnerabilität kann z. B. genetischer oder psychischer Natur (z. B. schlechte Erfahrungen) sein. Zum Auftreten der Störung kommt es jedoch erst dann, wenn Belastungen hinzukommen. Es gibt daher viele Wege zu Angststörungen, und für jeden sieht sein Weg anders aus. Trotzdem sollen im Folgenden einige der typischen Risikofaktoren, die die Entwicklung einer Angststörung begünstigen, beschrieben werden. Dabei müssen auch die Faktoren berücksichtigt werden, die eine Störung aufrechterhalten, selbst wenn die Belastungen oder der Stress nachgelassen haben.

Fallbeispiele

Frau S. hat mit 4 Jahren ihre Mutter verloren. Sie wuchs abwechselnd bei ihrem Vater, einer ungeliebten Stiefmutter sowie bei einer Tante auf. So machte sie schon früh die Erfahrung, dass im Leben nichts sicher ist, es fehlte eine stabile und vertrauensvolle Umgebung. Als sie dann selbst Mutter wurde, mit all der Verantwortung und Liebe, nahmen ihre

Ängste und Sorgen, die sie schon als Kind kannte, deutlich zu. Ständig hatte sie Angst, dass ihren Kindern oder ihrem Mann etwas zustoßen könnte. Zu der Zeit erfüllte sie schon die Diagnose einer Generalisierten Angststörung. Als dann auch noch ihr Mann verstarb, kam eine Depression hinzu. Allerdings blieben die Sorgen um ihre Kinder, ihre Zukunft, und die allgemeine politische Lage ihr Hauptproblem.

Frau T. kann sich nicht erinnern, jemals frei von Sorgen gewesen zu sein. Schon als Kind war sie ängstlich und hat sich ungern von den Eltern getrennt. Immer nagte ein unklares Gefühl an ihr, dass etwas schiefgehen könnte, irgend etwas nicht stimmt. Trotzdem hat sie die Schule gut gemeistert und sich meistens wohlgefühlt. Die Familie war ihr immer sehr wichtig. Von daher fällt es ihr auch nicht leicht, nun alleine in F. zu studieren. Das Studium an und für sich bereitet ihre keine Schwierigkeiten. Trotzdem macht sie sich dauernd Sorgen, ob sie es schaffen wird, und wie es dann weitergehen wird. Die Ungewissheit der Zukunft belastet sie sehr. Seit ungefähr einem Jahr nun sind die Sorgen so stark geworden, dass sie nicht mehr gut schläft und sich immer schlechter konzentrieren kann. Frau T. sucht nun Hilfe.

Es gibt nicht *eine* Ursache für die Entstehung einer Generalisierten Angststörung. Vielmehr kommen immer mehrere Dinge zusammen, wie biologische Risikofaktoren, Erfahrungen und Belastungen. Zudem wird die Störung durch bestimmtes Verhalten und Gedanken aufrechterhalten. Die Entwicklung der Störung muss für jeden Patienten individuell bestimmt werden.

2.1 Persönliche Vorbedingungen der Generalisierten Angststörung

Wir wissen, dass „Ängstlichkeit" ein Merkmal der Persönlichkeit sein kann, d. h. manche Personen sind „von Natur aus" ängstlicher als andere. Eine solche Ängstlichkeit kann sowohl geerbt als auch erworben werden und dann das ganze Leben über bestehen. Wie stark die genetischen Einflüsse sind, ist wissenschaftlich umstritten. Klar ist, dass nicht eine bestimmte Angststörung vererbt wird, d. h. es gibt keine eindeutigen Belege für eine genetische Veranlagung zur Generalisierten Angststörung. Vererbt wird allgemeine Ängstlichkeit, die sich dadurch zeigt, dass Betroffene auf neue Erfahrungen besonders sensibel und mit starker körperlicher Erregung reagieren. Zudem richten sie ihre Aufmerksamkeit vermehrt auf potenzielle Bedrohungen, was die Konzentration auf andere Tätigkeiten verhindert, so dass diese gestört oder eingestellt werden. Diese vererbte allgemeine Ängstlichkeit an sich ist auch noch keine „Garantie“ für spätere Angststörungen, sie erhöht jedoch die Wahrscheinlichkeit, dass sich durch negative Lebenserfahrungen und starken Stress dann eine Angststörung ausbildet. Eine allgemeine Ängstlichkeit entwickelt sich meistens bereits während der Kindheit.

Zweifellos spielen die Lernerfahrungen, die im Laufe des Lebens, zum Beispiel während der prägenden Zeit der Kindheit, gemacht werden, eine große Rolle. Eltern oder auch andere nahe stehende Personen vermitteln wichtige Rollenmodelle. So lernt ein Kind beispielsweise, wie bedrohlich die Welt ist

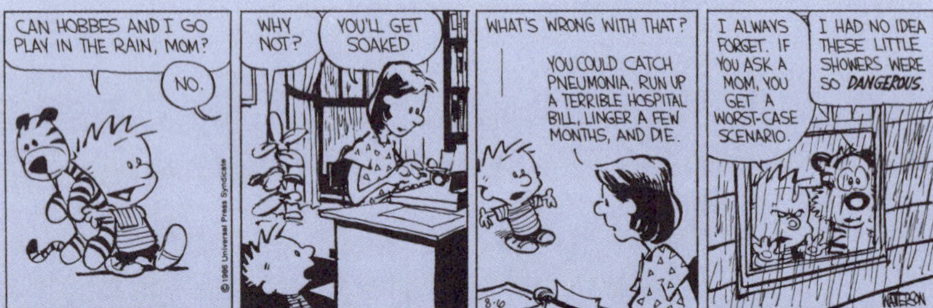

CAN HOBBES AND I GO PLAY IN THE RAIN, MOM?
NO.
WHY NOT?
YOU'LL GET SOAKED.
WHAT'S WRONG WITH THAT?
YOU COULD CATCH PNEUMONIA, RUN UP A TERRIBLE HOSPITAL BILL, LINGER A FEW MONTHS, AND DIE.
8-6
I ALWAYS FORGET. IF YOU ASK A MOM, YOU GET A WORST-CASE SCENARIO.
I HAD NO IDEA THESE LITTLE SHOWERS WERE SO DANGEROUS.
WATTERSON

Dieser Cartoon zeigt – auf ironische Art – ein Beispiel dafür, wie Kinder lernen, an sich harmlose Dinge als Bedrohung zu werten:

„Dürfen Hobbes und ich im Regen spielen?“ „Nein.“ „Warum nicht?“ „Ihr werdet nass.“ „Was ist daran so schlimm?“ „Du könntest eine Lungenentzündung bekommen, eine riesige Krankenhausrechnung anhäufen, einige Monate kränkeln und sterben.“ „Ich vergesse es immer wieder. Mütter denken immer gleich an das Schlimmste!“ „Ich hatte ja keine Ahnung, dass diese kleinen Regenschauer so GEFÄHRLICH sind!“

und wie mit Problemen oder Bedrohungen umgegangen wird. Kinder übernehmen häufig die Verhaltensweisen, die sie bei den Eltern sehen. Vielen Patienten mit Generalisierter Angststörung erscheint die Welt recht „gefährlich“, unsicher und Katastrophen sehr wahrscheinlich. Gleichzeitig fürchten sie, diesen Bedrohungen nicht gewachsen zu sein und über wenige Fähigkeiten zu verfügen, eintretende Schwierigkeiten zu meistern.

Durch besonders belastende Ereignisse in Beruf oder Familie, durch den Wechsel von gewohnten Umgebungen, oder auch durch eine allgemeine starke Beanspruchung im Alltag, wird dann die Generalisierte Angststörung selbst ausgelöst. Es besteht auch ein Zusammenhang zwischen chronischen Schmerzen oder Krankheiten und dem stärkeren Aufkommen von Ängsten. Ein besonders wichtiger Faktor scheint vor allem der tägliche Stress zu sein, der zu einem Gefühl der Überlastung und vermehrten Sorgen führt. Vor allem, wenn mehrere solche Belastungsfaktoren zusammenkommen, erhöht sich die Wahrscheinlichkeit für den Beginn einer Generalisierten Angststörung.

Die Veranlagung, die wir mitbringen, ist nur bedingt beeinflussbar. Sie bleibt ein Schwachpunkt, auf den Betroffene auch nach der Therapie achten müssen. Wie ein Patient, der zu Bronchitis neigt und sich daher vor dem Winter stärker abhärten muss, so muss der Angstpatient lernen, sein „Angst-Immunsystem“ auch nach einer Behandlung weiter zu stärken. Auch Belastungen und Stress kann man im Leben nur sehr bedingt aus dem Wege gehen. Es wird immer wieder Herausforderungen geben und das Alltagsgeschehen ist oft anstrengend. Wichtig ist somit nicht, Belastungen zu beseitigen oder ihnen aus dem Wege zu gehen, sondern vielmehr, neue Strategien zu erlernen, wie man mit ihnen umgehen kann. So dürfen Veranlagung und Stress keinesfalls als unabänderliches Schicksal gesehen werden, sondern als Herausforderung.

Eine spezifische genetische Veranlagung für eine Generalisierte Angststörung besteht wahrscheinlich nicht. Aber es ist ziemlich sicher, dass eine allgemeine Veranlagung zur „Ängstlichkeit“ vererbt werden kann. Zudem spielen die Lernerfahrungen, die im Laufe des Lebens gemacht werden, eine große Rolle. Durch belastende Ereignisse oder auch eine allgemeine erhöhte Belastung kann dann eine Generalisierte Angststörung ausgelöst werden.

2.2 Falsche Überzeugungen und Gewohnheiten erhalten die Störung aufrecht

Wenn die ersten Sorgen einmal ausgelöst sind, dann spielen so genannte aufrechterhaltende Faktoren eine große Rolle. Sie führen zu einem Übermaß der Sorgen und zu einer Verfestigung des Problems. Der Stress aktiviert wichtige Denkmuster, die zuvor im Patienten „geruht“ haben. Damit gemeint sind Annahmen, wie „gefährlich“ die Welt ist und wie wenig man gegen „Gefahren“ tun kann. Mit Gefahren ist hier beispielsweise die Sicherheit der Familie vor Unglück oder Krankheit gemeint oder andere mögliche Schicksalsschläge. Viele Patienten mit Generalisierter Angst haben besondere Schwierigkeiten Unsicherheiten auszuhalten. Sie möchten Gewissheit über zukünftige Entwicklungen. Da diese nicht gegeben werden kann, beginnt das anhaltende Sorgen.

Fallbeispiel

Herr. M. stammt aus einer Familie, in der der Vater chronisch krank war. Die Familie machte sich um ihn und seine Gesundheit, sowie die Zukunft der Familie, Sorgen. Herr M. beschreibt sich trotzdem als glückliches, unbeschwertes Kind. Er absolvierte erfolgreich die Schule, studierte und baute einen eigenen Betrieb auf. Auch privat lief alles bestens, er führte eine glückliche Ehe, und hatte zwei gesunde Kinder. Nach einem sehr erfolgreichen Geschäftsjahr beschloss Herr M., mit dem Arbeiten aufzuhören, und sein Leben noch zu genießen. Doch mit der Freizeit begannen die Probleme: Herr M. fing an, sich vermehrt um das Altern und seine Gesundheit zu sorgen. Er vermeinte ähnliche Symptome wie bei seinem Vater festzustellen, und fürchtete, wie dieser früh zu versterben. Ärzten gelang es, ihn zu beruhigen, aber die Sorgen blieben dennoch bestehen. Sie erstreckten sich nun auch auf das Wohlbefinden seiner Frau und seiner Kinder und wurden vorherrschend in seinem Leben.

Wie bereits im Kapitel 1.1 erläutert, haben Sorgen durchaus eine Daseinsberechtigung. Sie sollen auf eventuelle Herausforderungen vorbereiten, bzw. helfen, ein Problem zu lösen. Allerdings erfüllen sie diese Funktion bei Patienten mit einer Generalisierten Angststörung nicht mehr. Die erwarteten Probleme treten oft gar nicht auf, so dass viel Zeit mit irrelevantem Grübeln verschwendet wird. Auch wird häufig nicht über eine mögliche Lösung der Probleme nachgedacht. Vielmehr wird ein unangenehmer Ausgang immer wieder gedanklich durchgespielt. Betroffene denken an all die möglichen Katastrophen und nicht daran, wie sie mit der Situation umgehen könnten. Beim Sorgen geht eine Sorge sofort in die nächste über, so dass ganze Sorgenketten entstehen. Kein Problem wird zu Ende gedacht und nach einer Lösung gesucht. So entsteht der Eindruck, dass sehr viele Schwierigkeiten einen zu überwältigen drohen. Die Sorgen verstärken sich selbst und die Angst wird stärker.

Bei den Betroffenen entsteht der Eindruck, keine Kontrolle über die Sorgen mehr zu haben. Oft beginnen nun auch Sorgen über die Sorgen. Betroffene befürchten, dass das viele Sich-Sorgen ihnen schaden und sie krank machen könnte. Da die Sorgen sehr unangenehm sind, versuchen die Betroffen mit dem Sorgen aufzuhören oder es zu bezwingen. Wenn man allerdings versucht, an etwas *nicht* zu denken, so gelingt dies oft nicht. Gedanken lassen sich nicht einfach verbieten.

Hier eine kleine Übung:

Versuchen Sie doch mal zwei Minuten nicht an einen weißen Bären zu denken (immer wenn sie doch an einen Bären denken, tippen sie mit dem Finger auf den Tisch).

Wie oft mussten sie tippen?

Sie werden merken, dass sie plötzlich oft an weiße Bären denken, obwohl sie vorher an die Tiere bestimmt keinen Gedanken verschwendet haben. Zu versuchen an etwas nicht zu denken, führt im Allgemeinen dazu, dass wir dauernd daran denken müssen.

Viele Betroffene versuchen sich von ihren Sorgen abzulenken (z. B. mit jemandem zu telefonieren, Kreuzworträtsel zu lösen, fernzusehen oder zu lesen). Aber auch Ablenkung wirkt oft verstärkend auf die Sorgen. Kurzfristig verringern sich die Sorgen zwar bei einer Ablenkung, aber da die bedrückenden Gedanken nicht zu Ende gedacht wurden, bleiben sie bedrohlich. Die Sorgen lauern im Hintergrund, um wieder zum Vorschein zu kommen, sobald dic Konzentration nachlässt. Die ständigen „Hintergrundsorgen", drängen nach vorne und die Patienten fühlen sich noch hilfloser

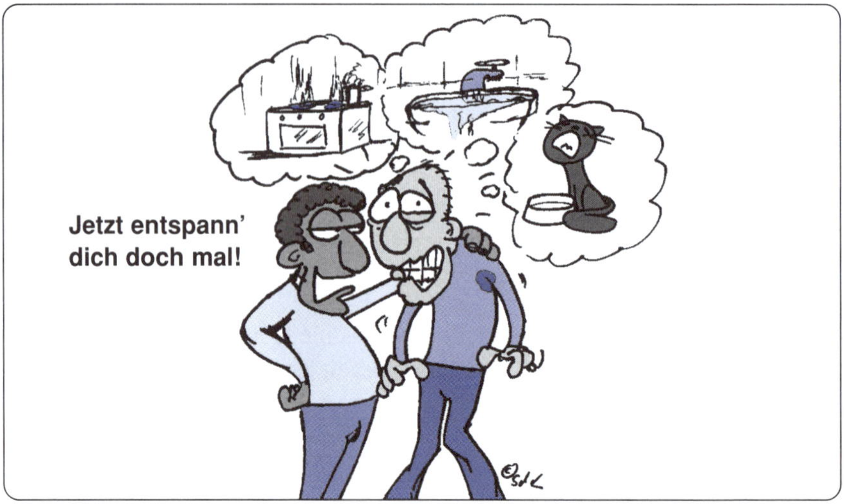

Abbildung 3: Gut gemeinte Ratschläge wie „Jetzt entspann dich doch mal", „Denk einfach an was anderes!" oder – als englischer Slogan sehr bekannt – „Don't worry, be happy" wirken bei der Generalisierten Angststörung nicht oder nicht mehr: Die Qualität der Sorgen ist eine andere, sie wird als „unkontrollierbar" wahrgenommen. Patienten können zum Beispiel einer Fernsehsendung nicht mehr richtig folgen, weil sie eigentlich mit ihren Sorgen beschäftigt sind und diese eben nicht „abstellen" können. (Illustration von Norbert Scholz, Dresden)

den Sorgen ausgeliefert. Ein Teufelskreis von Kontrollversuchen, Ablenkungen und immer häufigeren Sorgen kommt in Gang.

Um die Sorgen von vornherein zu vermeiden oder die Ängste zu verringern, werden Situationen vermieden. Was vermeiden Patienten mit Generalisierter Angststörung? Es sind vielfältige oft wenig auffallende Dinge. So vermeiden sie es beispielsweise, Nachrichten zu hören, öffnen Post nicht, lesen bestimmte Dinge, die z. B. mit Krankheiten zu tun haben, nicht. Zudem versuchen Patienten mit Generalisierter Angststörung die Welt sicherer zu gestalten, sie bereiten sich so gut wie möglich vor, führen Listen, räumen den Arbeitsplatz gut auf bevor sie gehen, oder fahren ihre Kinder überall hin und holen sie auch selbst wieder ab. Betroffene versuchen auch, sich durch andere beruhigen zu lassen. Dies nennt man Rückversicherungsverhalten. Typisches Rückversicherungsverhalten ist es zum Beispiel, den Partner häufig anzurufen, um herauszufinden, ob bei ihm alles in Ordnung sei.

Fallbeispiel

Herr W. ist arbeitslos und den größten Teil des Tages zu Hause. Seine Frau arbeitet als Krankenschwester in einem Krankenhaus in der ca. 40 km entfernten Kreisstadt. Sie fährt die Strecke, die größtenteils über die Autobahn führt, täglich mit dem eigenen Auto. Herr W. sorgt sich sehr, dass seiner Frau ein Unglück widerfahren könnte. Besonders stark sind die Ängste seit Frau W. vor zwei Jahren wirklich in einen Unfall verwickelt war. Wenn Frau W. sich verspätet – was häufiger vorkommt – wird Herr W. extrem unruhig, die Ängste überfallen ihn, das Herz rast, er kann sich auf nichts mehr konzentrieren. Im Allgemeinen ruft er dann seine Frau an, um sich zu beruhigen. Aber Frau W. findet es mittlerweile nur noch lästig, ständig angerufen zu werden, während sie unterwegs ist. Daher hat sie mittlerweile das Handy auf dem Heimweg ausgestellt. Herr W. muss die Ängste nun so aushalten. Manchmal, wenn es nicht mehr zu ertragen ist, ruft er im Krankenhaus an, um zu hören, ob und wann seine Frau losgefahren ist. Auch stellt er den Verkehrsfunk ein, um zu hören, ob es einen Stau oder einen Unfall gibt.

Warum sind diese Verhaltensweisen nicht günstig? Natürlich schaffen sie zunächst kurzfristig Erleichterung. Langfristig halten das Vermeidungs- und Rückversicherungsverhalten die Sorgen aber aufrecht. Sie verhindern die Erfahrung, dass auch ohne Vermeidung oder Rückversicherung die Katastrophe nicht eingetreten wäre. Die Sorgen beginnen schnell wieder von neuem. Die Abbildung 4 verdeutlicht noch mal den Teufelskreis der Sorgen.

Es gibt verschiedene Faktoren, die eine Generalisierte Angststörung aufrechterhalten. Sind durch Stress erst einmal alte Denkmuster aktiviert, wie „die Welt ist unsicher und nicht berechenbar“, beginnen die Sorgen. Es wird versucht, diese auf vielfältige Art zu verringern, durch Ablenkung, Vermeidung von beunruhigenden Dingen, Versicherung durch andere, oder auch den Versuch nicht an die Sorgen zu denken. Doch diese Kontrollversuche fördern die Sorgen oft wieder, nun kommen noch „Sorgen über das Sorgen“ hinzu und die Kontrollbemühungen werden verstärkt. Ein Teufelskreis beginnt.

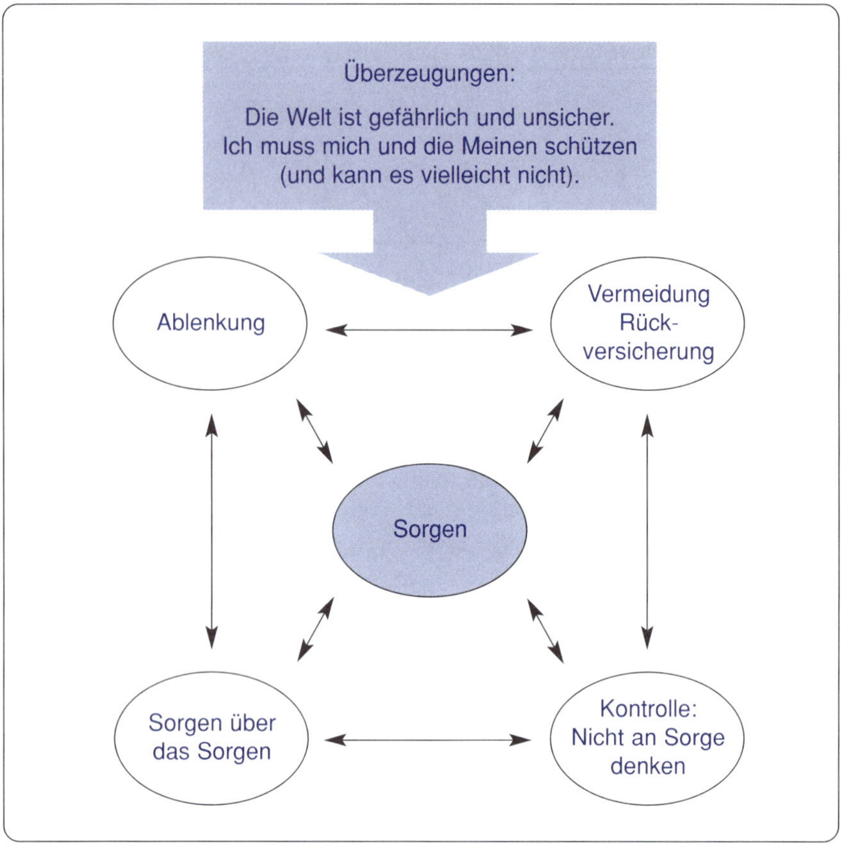

Abbildung 4: Teufelskreis der Sorgen

2.3 Unpassende Behandlung verlängert das Leiden

Leider ist die Generalisierte Angststörung nur schwer zu erkennen. Anders als andere Angststörungen fehlt das eindeutige Objekt der Angst (z. B. vor Menschenmengen, sozialen Situationen, Spinnen). Selbst den Betroffenen fällt es oft nicht leicht, ihr Problem zu beschreiben, sie klagen über die Schlafprobleme, die ständige Anspannung, und erzählen, dass sie nicht abschalten können. Dies sind alles Symptome der Generalisierten Angststörung, aber eben auch typische Symptome bei kurzfristiger Überlastung oder evtl. auch einer Depression. Hausärzte, die oft als Erste den Patienten sehen, können daher aus den Beschreibungen die Störung häufig nicht erkennen. Trotzdem versuchen sie natürlich, die Beschwerden zu lindern. Doch die durch den Arzt eingeleitete Behandlung ist oft nicht optimal. Es kann zwar zunächst zu einer Besserung kommen, auf Dauer wird diese aber im Allgemeinen nicht aufrechterhalten. Spätestens wenn die Medikamente wieder abgesetzt werden, kehren die Beschwerden in vielen Fällen zurück. So wird die Störung auch langfristig durch nicht passende Behandlungsversuche aufrechterhalten. Patienten mit Generalisierter Angststörung kommen meistens erst sehr spät zu einem Fachmann, sei es zu einem Psychiater oder zu einem Psychotherapeuten, der dann eine angemessene Behandlung einleiten kann.

Es ist wichtig, den Fachmann (Psychotherapeut, Psychiater) so schnell wie möglich aufzusuchen und sich dort Rat und Hilfe zu holen. So kann eine weitere Verfestigung der Störung verhindert werden.

2.4 Zusammenhänge mit anderen Erkrankungen

Noch etwas anderes hält die Generalisierte Angststörung aufrecht: Sie geht sehr häufig mit anderen Beschwerden und Problemen einher. Zum einen sorgt dies dafür, dass die Generalisierte Angststörung von den anderen Problemen verdeckt und somit nicht erkannt und behandelt wird. Zum anderen ist es schwieriger, viele Probleme zu behandeln als nur ein einziges.

Zu den häufig neben der generalisierten Angst vorliegenden psychischen Problemen gehören die spezifischen Phobien (d. h. die Angst vor Tieren, Höhen oder engen Räumen, sowie vor Verletzungen und Spritzen) und die Sozialphobie. Patienten mit einer sozialen Phobie fürchten, sich in sozialen Situationen lächerlich zu machen, etwas Peinliches zu tun. Sie haben vor diesen Situationen Angst oder vermeiden diese, wenn möglich. Auch Depressionen kommen häufiger gemeinsam mit der Generalisierten Angststörung vor. Es gibt auch deutliche Zusammenhänge von Schmerzen, vor allem chronischen Schmerzen, und Generalisierter Angststörung. Bei einigen der Betroffenen haben die Ängste schon in der Kindheit begonnen, in Form einer Phobie oder auch als starke Angst vor Trennungen. Bei einer

Generalisierten Angststörung muss daher eine besonders sorgfältige Diagnose erfolgen, auf der dann eine abgestimmte Behandlung erfolgt, die allen Problemen Rechnung trägt.

Hier soll noch mal betont werden, dass alle Faktoren, die hier genannt wurden, für sich allein genommen keine *zwingenden* Gründe darstellen, eine Generalisierte Angststörung zu entwickeln. Vielmehr handelt es sich um Faktoren, die eine Entwicklung dieser Störung begünstigen können. Auch müssen nicht alle Faktoren gemeinsam auftreten, es gibt ganz unterschiedliche Kombinationen. Welche Faktoren für die Entwicklung und Aufrechterhaltung der Generalisierten Angststörung relevant sind, muss für jede Person individuell betrachtet werden.

3 Was kann man selbst gegen eine Generalisierte Angststörung tun?

3.1 Leichtere und schwerere Formen der Generalisierten Angst

Wie bereits im ersten Kapitel deutlich wurde, können die einzelnen Symptome der Generalisierten Angststörung recht unterschiedlich sein. Sie können aber auch in ihrer Stärke schwanken. Oft sind es Veränderungen in der Lebenssituation, die dann „das Fass zum Überlaufen" bringen. Dies lässt sich an Beispielen gut zeigen: Eine junge Mutter, die schon immer eine starke Neigung hatte sich zu sorgen, kommt mit ihren Sorgen nicht mehr zurecht, nachdem bei ihrem Kind eine Erkrankung diagnostiziert wurde. Oder: Ein Angestellter, der bisher nur zeitweise Probleme mit seinen Sorgen hatte, ist stärker beeinträchtigt, seitdem er zusätzliche verantwortungsvolle Aufgaben übernommen hat.

In beiden Fällen gilt: Beide Patienten litten schon länger unter überstarken Sorgen. Erst durch zusätzliche Belastungen wird die Störung so ausgeprägt, dass die Vergabe der Diagnose „Generalisiere Angststörung" gerechtfertigt ist. Die Erfolgsaussichten für die Selbstbehandlung sind am besten, wenn zwar starke, aber ungerechtfertigte Sorgen gegeben sind, dieses Problem noch nicht zu stark oder zu verfestigt ist. In solchen Fällen wird auch von subklinischer oder unterschwelliger Störungsausprägung gesprochen. Die folgenden Hinweise für die Selbstbehandlung beziehen sich in erster Linie auf solche leichteren Fälle der Generalisierten Angststörung.

3.2 Wie sind meine Sorgen einzuordnen?

Sorgen werden häufig dadurch zum Problem, dass man die Übersicht verliert. Aussprüche wie „ich sehe den Wald vor lauter Bäumen nicht mehr" oder „die Sorgen wachsen mir über den Kopf" bringen dies auf den Punkt. Deswegen haben wir das Arbeitsblatt 2 (vgl. Anhang) entwickelt, das eine Möglichkeit bietet, Ordnung in das „Dickicht" der Sorgen zu bringen.

Lernen Sie zu entscheiden, welche Sorgen wirklich Ihre Aufmerksamkeit verdienen, bei welchen Sie Lösungswege suchen sollten und bei welchen Sie versuchen sollten, die Erwartungsangst besser zu bewältigen. Abbildung 5 zeigt Ihnen am Beispiel eines von einer Patientin ausgefüllten Arbeitsblatts, wie es funktioniert.

Die erste Überlegung ist dabei: Es ist einfacher, mit Sorgen klar zu kommen, wenn man die *wirklich wichtigen* Sorgen von den *weniger wichtigen Sorgen* unterscheidet. Wenn eine Person alle Sorgen so behandelt als wären es wichtige Sorgen, dann muss das zwangsläufig zu Überlastungsgefühlen und anderen Stresssymptomen führen. Was eine wichtige und was eine weniger wichtige Sorge ist, das muss jeder/jede selbst entscheiden. Aber diese Entscheidung sollte niemand vermeiden: weniger wichtige Sorgen behindern die Lösung der wirklich wichtigen Probleme!

Die erste Frage des Arbeitsblatts lautet deswegen: *Welche meiner Sorgen sind wirklich wichtig und welche sind im Grunde zu vernachlässigen?*

Beispielantworten:

a) Diagnose einer schwerwiegenden Erkrankung: Dies sollte für die meisten eine *wichtige Sorge* sein.
b) „Jemand anders könnte schlecht von mir denken, aber ich weiß nicht, ob es so ist." Hierbei handelt es sich häufig – im Vergleich – um eine *weniger wichtige* Sorge.

Nun gilt es, nur *mit den wichtigen Sorgen* weiter zu arbeiten! Die zweite Unterscheidung: Sorgen können auf *lösbare* und auf *unlösbare* Probleme zurückgehen. Mit beiden Gruppen von Problemen ist sehr unterschiedlich umzugehen. Sie sind unbedingt zu unterscheiden! Zwar hängt es auch hier von der persönlichen Situation ab, ob ein Problem als lösbar oder unlösbar eingeschätzt wird, aber in den meisten Fällen lässt sich eine Unterscheidung treffen.

Die zweite Frage des Arbeitsblatts lautet deswegen: *Welche der wichtigen Sorgen gehen (vermutlich) eher auf lösbare Probleme zurück, welchen liegt ein unlösbares Problem zu Grunde?*

Arbeitsblatt: Die drei Fragen – Ordnung im Chaos der Sorgen **2**

1. Frage:
Welche meiner Sorgen sind wirklich wichtig und welche sind im Grunde zu vernachlässigen?

Bitte eintragen:

Wichtige Sorgen	Weniger wichtige Sorgen
Kind könnte einen Unfall haben	*Vergessen, Schulbrot einzupacken?*
Kind nimmt seine Medizin nicht	*Nachbarin zieht sich etwas zurück*
Mein Mann könnte einen Unfall haben	*Nachbarin redet schlecht über mich*
Mutter hat lebensgefährliche Erkrankung	

Wir beschäftigen uns nur weiter mit den wichtigen Sorgen!

2. Frage:
Welche der wichtigen Sorgen gehen (vermutlich) eher auf lösbare Probleme zurück, welchen liegt ein unlösbares Problem zu Grunde?

Bitte eintragen:

Unlösbare Probleme	Lösbare Probleme
Kind könnte einen Unfall haben	*Kind nimmt seine Medizin nicht*
Mein Mann könnte einen Unfall haben	
Mutter hat lebensgefährliche Erkrankung	

Wir beschäftigen uns nur weiter mit den Sorgen, die auf unlösbare Probleme zurückgehen, für die anderen wenden wir (später) das Problemlösetraining an!

3. Frage:
Über welche der unlösbaren Probleme mache ich mir nach meiner eigenen Überzeugung zu Recht Sorgen?

Bitte eintragen:

Sorgen überzogen	Sorgen zu Recht
Mein Mann könnte einen Unfall haben	*Mutter hat lebensgefährliche Erkrankung*
Kind könnte einen Unfall haben	

Abbildung 5: Beispiel für eine Patientin, die das Arbeitsblatt zu den Sorgen anwendete (vgl. Arbeitsblatt 2, Seite 66). Die Zahl der wichtigen Sorgen zu reduzieren (erster Schritt) bringt genauso eine erste Entlastung, wie die Feststellung, das einige (hier: ein) Probleme durchaus lösbar sind. Es liegt dann in der Entscheidung des Übenden, ob die verbliebenen Sorgen angemessen sind oder überzogen, und zum Beispiel mittels „Sich den Sorgen stellen“ (Kapitel 3.8.) bewältigt werden sollten.

Beispielantworten:

a) Jemand, der dauernd Angst hat, sein Partner könnte ihn verlassen, kann das Gespräch suchen und ggf. nach Möglichkeiten suchen, wie die gegenseitige partnerschaftliche Zufriedenheit gesteigert werden könnte. Damit kann er die Situation nicht immer im engen Sinne „lösen", aber doch positiv beeinflussen. Insgesamt handelt es sich eher um ein *lösbares Problem.*
b) Jemand leidet unter der Angst, ein Angehöriger könnte verunglücken. Dies ist eher ein *unlösbares Problem*, denn ein Unglück ist nie vollkommen auszuschließen.

Auf die lösbaren Probleme ist das Problemlösetraining (das unten genauer erläutert wird) anwendbar. Auf die unlösbaren Probleme müssen wir andere Methoden anwenden, denn bei letzteren geht es vor allem darum, die damit verbundene Erwartungsangst besser zu bewältigen.

Im letzten Schritt arbeiten wir nur mit den *„unlösbaren" Problemen* weiter! In vielen Fällen gibt es keine Handlungsmöglichkeiten, sondern es gilt anzuerkennen, dass eine Situation Ungewissheit in sich birgt und die letzte Sicherheit über einen möglichen Ausgang nicht zu bekommen ist. Befürchtungen, Partner oder Kinder könnten erkranken, gehören hierher. Letzteres kann man nie gänzlich ausschließen oder verhindern. Hier ist es wichtiger zu lernen, Angst und Ungewissheit und die damit verbundenen gefühlsmäßigen Reaktionen auszuhalten und zu bewältigen. Aber auch innerhalb der „unlösbaren" Probleme, also jener, auf deren Ausgang man wenig oder gar keinen Einfluss ausüben kann, gibt es einen wesentlichen Unterschied, nämlich ob sie „überzogen" und „unangemessen" sind, oder nicht.

Die dritte Frage des Arbeitsblatts: *Welche der unlösbaren Probleme machen mir nach meiner eigenen Überzeugung zu Recht Sorgen?*

Beispielantworten:

a) Oft wissen Betroffene ganz genau, dass bestimmte Sorgen überzogen oder auch „überflüssig" sind. Wenn der Ehepartner eine halbe Stunde zu spät kommt, ist es nicht besonders sinnvoll, sich gleich das Schlimmste vorzustellen. Offensichtlich *überzogene oder überflüssige* Sorgen stellen das eigentliche Zentrum der Generalisierten Angst dar.

b) Andererseits gibt es unlösbare Probleme, die zwar große Ängste und Sorgen nach sich ziehen, die aber die meisten Menschen in einer vergleichbaren Situation auch in ähnlicher Weise empfinden würden. Diese Sorgen sind nicht übertrieben. Nehmen Sie an, Ihr Partner hat eine schwere körperliche Erkrankung, deren Ausgang medizinisch schwer zu beurteilen ist. Hier zu erwarten, man könne eine solche Situation frei von Sorgen überstehen, wäre nicht angemessen. In diesem Fall handelt es sich auch ganz sicher nicht um eine pathologische Form der Sorgen.

Eine ähnliche Idee, wie sie dem Arbeitsblatt zu Grunde liegt, wurde auch schon viel früher beschrieben:

Gib mir die Gelassenheit,
Dinge hinzunehmen,
die ich nicht ändern kann.

Gib mir den Mut,
Dinge zu ändern,
die ich ändern kann.

Gib mir die Weisheit,
das eine vom anderen zu unterscheiden.

Friedrich Christoph Oetinger (1702–1782)

Was in Abbildung 5 offensichtlich gut funktioniert, kann auch Ihnen gelingen.

Dazu finden Sie im Anhang (vgl. Seite 66) das Abbildung 5 entsprechende Arbeitsblatt 2, welches Sie kopieren und auf Ihre Sorgen anwenden können.

Wie bei allen noch folgenden Übungen brauchen Sie aber eine positive Einstellung, d. h. Sie müssen sich etwas davon versprechen, die Übung zu machen. Möglicherweise fällt es Ihnen schwer, lösbare und unlösbare Probleme sicher zu unterscheiden oder überzogene von angemessenen Sorgen immer einhundertprozentig voneinander zu trennen. Bedenken Sie in diesem Fall, dass Sie nichts zu verlieren haben, und treffen Sie eine Entscheidung ausdrücklich auch dann, wenn Sie nicht ganz sicher sind! Außerdem gilt auch hier: Übung macht den Meister.

3.3 Überblick über Möglichkeiten, selbstständig die Sorgen zu reduzieren

Die im Kapitel 3.2 dargestellte Übung zum Unterscheiden zwischen veränderbaren und unlösbaren Problemen stellte bereits eine Möglichkeit dar, Sorgen und die mit ihnen verbundene Belastung zu reduzieren. Viele werden feststellen, dass bei weitem nicht alle ihrer Sorgen unlösbar sind – obwohl es ihnen oft so vorkommt.

In den folgenden Kapiteln möchten wir Ihnen weitere Methoden vorstellen, die Sie zur Reduktion von überstarken Sorgen einsetzen können. Zunächst möchten wir Ihnen im Überblick diese Methoden kurz vorstellen:

- *Festgelegte Sorgenzeiten:* Die unmittelbare Belastung durch die Sorgen kann oft dadurch effektiv reduziert werden, wenn die Person sich dazu entscheidet, nur noch zu vorher festgelegten Zeiten ihren Sorgen nachzugehen. Sorgen können dann nicht mehr über den ganzen Tag verteilt die Aktivitäten der Person stören und beeinträchtigen.
- *Problemlösetraining:* Einen effektiven Umgang mit „lösbaren" Problemen kann man lernen. Der Weg dorthin wird im Rahmen des so genannten Problemlösetrainings genau beschrieben.
- *Stressbewältigungstraining und Angewandte Entspannung:* Verbesserte Fähigkeiten in der Problemlösung können bereits bedeutsam zur Stressbewältigung und somit zu reduzierten Sorgen beitragen. Darüber hinaus gibt es noch weitere Techniken, unter denen insbesondere Entspannungsverfahren hervorzuheben sind. Für die mit Generalisierter Angst einhergehenden körperlich spürbaren Begleitsymptome („Nervosität") hat sich eine Entspannungsvariante bewährt, die man unmittelbar in der stressauslösenden Situation einsetzen kann: die so genannte „Angewandte Entspannung".
- *Weniger Sicherheitssignale brauchen:* Menschen mit vielen Sorgen versuchen in der Regel, die Sorgen unter Kontrolle zu bringen. Oft versuchen sie sich rückzuversichern, dass alles in Ordnung ist; sie versuchen

sich abzulenken; oder sie versuchen mithilfe von Alkohol oder Medikamenten, das Problem wegzudrängen. Wir zeigen, dass diese Versuche meistens langfristig das Gegenteil von dem bewirken, was sie bewirken sollen, und wie man es schaffen kann, letztlich erfolglose Strategien gegen die Sorgen aufzugeben. Selbstbeobachtung und die Verantwortungsübernahme für eigenes Verhalten sind hier wichtige Stichworte.
- *Sich den Sorgen stellen:* In der kognitiven Verhaltenstherapie wird bei Patienten mit einer Generalisierten Angststörung die so genannte Sorgenkonfrontation eingesetzt. Diese Technik zielt vor allem darauf ab, dem „Drachen ins Auge zu schauen" und die Sorgen zu Ende zu denken. Die Forschung zeigt, dass es im Umgang mit den Sorgen erheblich gelassener macht, wenn man sich mit dem schlimmstmöglichen Ausgang einer Sorge intensiv – also nicht nur halbherzig – gedanklich und emotional auseinandergesetzt hat. Zur selbstständigen Durchführung ohne fachlich kompetente Anleitung halten wir die Sorgenkonfrontation für ungeeignet. Alternativ schlagen wir ein vereinfachtes Vorgehen zur Auseinandersetzung mit Sorgen und Angst vor.

3.4 Festgelegte Sorgenzeiten

Für die meisten Menschen, die Probleme mit Sorgen haben, ist der typische Umgang mit den Sorgen in etwa der Folgende: Sie versuchen die Sorgen irgendwie loszuwerden, sich abzulenken, aber die Sorgen kommen unwillkürlich wieder. Es ist auch nicht verwunderlich, wenn Menschen hin und hergerissen sind, wie sie mit den Sorgen verfahren sollen. Schließlich sind nicht alle Sorgen unbegründet und Sorgen können auch Vorteile haben. Dies sind die drei gesunden Funktionen der Sorgen:
- Sie können helfen, Probleme zu lösen und etwas zu ändern.
- Sie helfen, sich auf Unheil vorzubereiten und Gefühlen gewachsen zu sein.
- Sie helfen, sich an Unheil anzupassen und eine Situation zu akzeptieren.

Warum sich also nicht *ausreichend Zeit* für die Sorgen nehmen, sie gründlich zu Ende denken und dann überprüfen, ob sie dadurch nicht mittelfristig weniger Zeit in Anspruch nehmen?

Das ist das Prinzip der festgelegten Sorgenzeiten. Während sonst über den Tag verteilt viel Zeit mit Sorgen verbracht wurde, gilt nun: Es gibt nur eine bestimmte Zeitperiode, in der die wichtigsten Sorgen des Tages bedacht werden können. In dieser Zeitperiode sind die Sorgen nicht unerwünscht, sondern hier haben sie ihren Platz und müssen auch nicht mit anderen Aktivitäten um Aufmerksamkeit konkurrieren. Ideal ist es, wenn Sie relativ ungestört sind. Festgelegte Sorgenzeiten können zu Hause stattfinden, in einem angenehmen Sessel oder an einem anderen ruhigen Ort. Aber sie können genauso gut mit einem Waldspaziergang kombiniert werden (also einer Tätigkeit, die wenig Aufmerksamkeit erfordert). Auch die halbstündige Heimfahrt mit dem Zug nach der Arbeit böte sich als eine festgelegte Sorgenzeit an. Damit die festgelegten Sorgenzeiten dazu führen, dass sich die Gesamtzeit, die die Person mit Sorgen verbringt, verringert, sollten folgende Regeln befolgt werden:

- Wählen Sie jeweils ein Sorgenthema aus.
- Bleiben Sie mit Ihrer ganzen Aufmerksamkeit bei dem ausgewählten Thema.
- Denken Sie außerhalb der festgelegten Sorgenzeiten nicht weiter über das Thema nach. Sollten sich Sorgen wiederholt aufdrängen, dann kann es hilfreich sein, diese zu notieren (z. B. auf einer Karteikarte), um ihnen erst zur festgelegten Sorgenzeit volle Aufmerksamkeit zu schenken.
- Verringern Sie nach und nach die Häufigkeit und Dauer der festgelegten Sorgenzeiten.

3.5 Problemlösetraining

Einige Sorgen kreisen um Probleme, ohne diese zu lösen, obwohl eine Lösung möglich wäre. Sie sind sozusagen ein missglückter Problemlöseversuch! Nicht selten haben Menschen mit Generalisierter Angststörung Schwierigkeiten dabei, konstruktiv und zielführend mit Problemen umzugehen (z. B. Schwierigkeiten mit Kollegen, hohe Arbeitsbelastung, familiäre Verpflichtungen). Dadurch empfinden Sie mehr Stress – potenzielle Auslöser für Sorgenepisoden nehmen zu. Ist dies der Fall, dann bietet sich ein Problemlösetraining an.

Ein Problemlösetraining beinhaltet verschiedene Schritte, welche dabei helfen, ein Problem durch systematisches Überlegen und Planen zu lösen. Ein zielloses Vorgehen und Grübeln, ohne zu einem Ergebnis zu kommen, kann so vermieden werden. Voraussetzung ist, dass das ausgewählte Zielproblem, für welches eine Lösung gefunden werden soll, auch ein lösbares Problem darstellt.

Im Folgenden schildern wir ein typisches Vorgehen beim Problemlösetraining, das wir für günstig halten. Es ist angelehnt an das für Stressprobleme sehr empfehlenswerte Buch von Kaluza (2004):

1. *Beschreiben Sie das Problem genau!* Hier ist es wichtig, alle für das Problem bedeutenden Informationen zu sammeln. Unterscheiden Sie zwischen objektiven Informationen und unbestätigten persönlichen Annahmen und Interpretationen. So wird einerseits konkret die Situation, die als belastend erlebt wird, genau beschrieben und andererseits die eigenen Einschätzungen und Reaktionen in dieser Situation. Hierfür können die „W-Fragen" eingesetzt werden.

   Situationsbeschreibung:
   - WANN tritt das Problem auf?
   - WO tritt das Problem auf?
   - WER ist am Problem beteiligt?
   - WAS ist passiert? Was wird gesagt oder getan?

   Bewertung der Situation und Reaktion:
   - WIE bewerte ich die Situation? (auch Befürchtungen und Erwartungen)
   - WIE reagiere ich in der Situation? (Körper, Gefühle, Verhalten)

   Anschließend ist es wichtig zu unterscheiden, ob das Ziel darin besteht, die eigenen Reaktionen und Bewertungen in der Problemsituation zu verändern oder das zu Grunde liegende Problem selbst.

2. *Sammeln Sie verschiedene Lösungsmöglichkeiten!* Häufig ist es so, dass Menschen *meinen*, sie hätten alles versucht. In Wirklichkeit sind ihnen aus verschiedenen Gründen andersartige Lösungsmöglichkeiten nicht eingefallen. Ein Beispiel: wer (durch das Problem) in schlechter Stimmung ist, dem fällt a) weniger ein und b) traut er sich weniger zu, die Veränderung zu schaffen. Um dieses Dilemma zu lösen, wird das so genannte *Brainstorming* eingesetzt: das heißt, es geht zunächst darum, möglichst viele Lösungsansätze zu nennen – ohne bereits zu bewerten, ob und inwieweit diese Lösungsansätze auch realistisch und aussichts-

reich sind. Hierbei ist es äußerst hilfreich, wenn Sie sich selbst fragen: „Wie würden andere das Problem lösen?" Halten Sie alle möglichen Lösungen schriftlich fest!

3. *Bewerten Sie die Lösungsmöglichkeiten und treffen Sie eine Entscheidung:* Beurteilen Sie jede einzelne Lösungsidee hinsichtlich ihrer Vor- und Nachteile – ihrer kurz- und langfristigen Konsequenzen:
   a) Erstes, schnelles Beurteilen der Liste mit Lösungsmöglichkeiten: Durch welche Lösungsmöglichkeiten fühlen Sie sich spontan angesprochen?
   b) Bewerten *aller* verbliebenen Lösungsalternativen (z. B. mittels einer einfachen Beurteilungsskala von –3 = „sehr unbefriedigend" bis +3 = „sehr zufriedenstellend").
   c) Die wahrscheinlich günstigste Lösungsmöglichkeit oder eine Kombination verschiedener Ideen wird ausgewählt.

4. *Planen Sie das weitere Vorgehen!* Die ausgewählte Lösungsmöglichkeit wird in einzelne Schritte und ihre Ziele zerlegt. Diese sollten überschaubar, direkt umsetzbar und überprüfbar sein. Planen Sie genau, wann, wo und wie Sie die Schritte umsetzen wollen. Dabei sollten mögliche Hindernisse bei der Umsetzung berücksichtigt werden.

5. *Setzen Sie Ihren Plan um!* Alle vorher festgelegten Problemlöseschritte werden durchgeführt.

6. *Bewerten Sie im Nachhinein, wie erfolgreich Ihre Lösung war!* Es wird überprüft, ob alle Schritte umgesetzt wurden und wie erfolgreich die Umsetzung war. Die Bewertung erfolgt anhand der im Schritt 3 festgelegten Konsequenzen. Bei nichterfolgreicher Durchführung wird nach Gründen und Schwierigkeiten gesucht. Anschließend wird auf jene Stufe des Problemlöseprozesses zurückgegangen, die vertieft werden muss und neu in den Problemlöseprozess eingestiegen.

In Abbildung 6 wird beispielhaft ein Durchlaufen dieser sechs Problemlöseschritte veranschaulicht.

Als Hilfestellung zur Lösung Ihrer Probleme finden Sie im Anhang (vgl. Seite 67) das Arbeitsblatt 3.

Arbeitsblatt: So löse ich ein Problem **3**

1. Problembeschreibung

Was ist das Problem?

Ich möchte gern meine körperliche Fitness verbessern, indem ich z. B. regelmäßig Sport treibe, finde aber durch meinen Job und die Hausarbeit keine Zeit dafür.

Wie sieht die Situation genau aus?

Ich mache fast täglich Überstunden. Wenn ich dann von der Arbeit nach Hause komme, bin ich a) sehr erschöpft und b) muss mich um die Versorgung meiner Kinder kümmern. Sobald ich nach Hause komme, fordern diese meine volle Aufmerksamkeit und Zuwendung, z. B. bei den Hausaufgaben oder beim Spielen. Am Wochenende steht dann auch noch die Hausarbeit an: Putzen, Waschen oder ich erledige Sachen, die ich aus dem Büro mit nach Hause gebracht habe. Mein Mann ist mit seinem Job sehr beansprucht und hat kaum Zeit, mir zur Hand zu gehen oder sich mit den Kindern zu beschäftigen.

Wie reagiere ich in der Situation?

Wenn ich nach Hause komme, weiß ich gar nicht, wo ich anfangen soll. Ich fühle mich gestresst und angespannt. Meine Kinder sind mir sehr wichtig; deshalb versuche ich, ihren Anforderungen und Bedürfnissen bestmöglich gerecht zu werden. Ich ärgere mich aber, dass ich keine Zeit für mich selbst finde. Das macht mich traurig und ich sorge mich, dass ich diesen Stresspegel auch körperlich nicht länger gewachsen bin.

2. Sammeln von Lösungsmöglichkeiten (Brainstorming)

Welche *Lösungsideen*, egal wie unsinnig oder verrückt sie erscheinen, fallen mir ein? Ich schreibe alle Einfälle auf, ohne diese vorschnell zu bewerten.

a) weniger arbeiten/pünktlich nach Hause gehen
b) sportliche Aktivitäten fest einplanen
c) keine Arbeit mit nach Hause nehmen
d) Hausarbeit auf mehrere Schultern verteilen (Mann, Kinder)
e) Tage besser strukturieren/planen und freie Zeit effektiver nutzen
f) mit Kindern Sport machen/mit zum Sport nehmen
g) mit Mann sprechen/um Hilfe bitten
h) Haushaltshilfe/Gärtner/Kindermädchen anstellen
i) beruflich einschränken
j) Situation positiv sehen
k) anderen Mann suchen
l) Kinder zu mehr Selbstständigkeit erziehen
m) Selbstanspruch reduzieren (beruflich, privat)
n) Verwandte zur Kinderbetreuung einbeziehen

Abbildung 6: Beispiel für das vollständige Durchlaufen eines Problemlösezirkels (Frau Z., 43 Jahre, Rechtsanwältin, verheiratet, 2 Kinder mit 9 und 6 Jahren, vgl. Arbeitsblatt 3)

Arbeitsblatt: So löse ich ein Problem (Fortsetzung) 3

3. Bewertung der Lösungsmöglichkeiten und Treffen einer Entscheidung

Ich schaue mir alle Lösungsideen an und überlege mir *Vor- und Nachteile.* Ich betrachte kurzfristige und langfristige *Konsequenzen.* Erst dann beurteile ich, wie befriedigend ich die Alternativen finde (–3 bis +3).

a) mehr Freiraum, aber evtl. geringere Arbeitsleistung und Karriereaussicht	*+2*
b) langfristig bessere Fitness und seelisches Wohlbefinden	*+3*
c) = a)	*+2*
d) mehr persönlichen Freiraum, aber Überforderung der Kinder/ des Mannes?	*+2*
e) Zeit für Sport kann fest eingeplant werden/ eingeschränkte Flexibilität?	*+2*
f) keine ganz persönliche Zeit für sich/ unterschiedliche Interessen	*–2*
g) Mann erkennt Überforderung, kann aber selbst nicht viel mehr Zeit aufwenden	*0*
h) mehr Freizeit, aber zusätzliche Kosten und „Fremde" im Haus	*+1*
i) = a)	*+2*
j) fördert nicht allein körperliche Fitness	*–2*
k) ich liebe meinen Mann	*–3*
l) = d)	*+2*
m) mehr Gelassenheit und Freude, aber evt. sinkende Arbeitsqualität	*+2*
n) mehr Freiraum, keine „Fremden" im Haus	*+2*

Ich entscheide mich für die günstigste *Lösungsmöglichkeit* oder eine Kombination von Alternativen!

Ich möchte sportliche Aktivitäten fest einplanen. Um mir den Freiraum hierfür zu schaffen, werde ich weniger arbeiten und zunächst meine Familie mehr in die Hausarbeiten einbeziehen.

Abbildung 6: Fortsetzung

Arbeitsblatt: So löse ich ein Problem (Fortsetzung) 3

4. Planung des weiteren Vorgehens

Was ist zu tun?
Ich überlege mir, wie ich konkret bei der Bewältigung meines Problems vorgehe.

Handlungen und deren Reihenfolge	Wann und wo umsetzbar?
1) Tages- und Wochenplan erstellen	*Plan werde ich am Samstag-*
– mindestens zwei Tage in der Woche pünkt-	*nachmittag zu Hause*
lich Arbeit beenden (Mittwoch/Freitag)	*erstellen*
– feste Zeit für Sport einplanen (Mittwoch	
18–20 Uhr)	
– am Freitag keine Arbeit mit nach Hause	
nehmen	
2) Absprachen treffen	
– mit Chef/Arbeitskollegen pünktlichen	*Am kommenden Montag,*
Arbeitsschluss besprechen	*im Büro*
– mit Mann besprechen, dass er Mittwochs	*Am kommenden Sonntag,*
Abend die Kinderbetreuung allein über-	*zu Hause*
nimmt (ggf. einen festen Alternativtermin	
vereinbaren)	
– mit Kindern und Mann Aufgabenteilung im	*Am kommenden Sonntag,*
Haushalt besprechen (Abwaschen, Müll, ...)	*zu Hause*
3) im Sportclub anmelden (Fitness-Center)	*Am kommenden Montag,*
	vom Büro aus
4) Vorbereitungen für Sport treffen (neue	*Am kommenden Dienstag,*
Trainingssachen und Sportschuhe kaufen,	*im Kaufhaus*
Sporttasche packen und am Mittwoch griff-	
bereit im Auto bereitstellen)	

Abbildung 6: Fortsetzung

Arbeitsblatt: So löse ich ein Problem (Fortsetzung) 3

5. Umsetzung des Plans

Alle voher festgelegten Problemlöseschritte werden durchgeführt.

6. Rückblick: Wie erfolgreich war die Lösung?

Habe ich die jeweiligen Schritte *zur Erreichung des Ziels* umgesetzt? Was war gut und erfolgreich?	Wo gab es *Schwierigkeiten* bzw. wo ist mir die Umsetzung nicht gelungen?	Was könnte ich *anders* machen?
– Ich bin alle Schritte angegangen. Darauf bin ich stolz. *– Absprachen mit Chef/Kollegen haben erstaunlich gut geklappt. Ich habe Verständnis und Unterstützung für mein Vorhaben erhalten.* *– Anmeldung im Fitness-Center war problemlos.*	*– Mein Mann hat Mittwochs aufgrund einer neuen beruflichen Verpflichtung keine Zeit; nach Absprache haben wir uns auf Dienstagabend geeinigt.* *– Kinder diskutieren über ihre neuen häuslichen Verpflichtungen.* *– Bin am Dienstagabend erst Sportsachen kaufen gegangen und war daher erst um 18:30 im Fitness-Center.*	*– In Zukunft möchte ich zuerst Absprachen treffen und dann meine Termine und „Freiräume" planen* *– Meine Kinder möchte ich Schritt für Schritt zu mehr Verantwortungsübernahme im Haushalt führen*

➡ **Ist das Problem gelöst und das Ziel erreicht? Wenn nicht, dann gehe ich wieder einige Schritte in diesem Schema zurück und versuche es erneut (vgl. auch Kapitel 3.5).**

Abbildung 6: Fortsetzung

3.6 Stressbewältigungstraining und Angewandte Entspannung

Hohe Stressbelastung ist in der heutigen Zeit keine Seltenheit. Viele Menschen finden selbstständig einen Ausgleich für hohe Anforderungsbelastungen, z. B. durch angenehme Freizeitaktivitäten, Hobbys, Sport. Einigen Menschen gelingt es jedoch schlecht, mit Stress umzugehen – sie fühlen sich den Belastungen hilflos ausgeliefert. Hiervon sind auch häufig Personen mit Generalisierter Angst betroffen. Sorgenphasen treten vermehrt in Zeiten mit Stress auf, und Sorgen selbst führen wieder zu mehr Stress – ein Teufelskreis. Daher kann ein Stressbewältigungstraining zu mehr Ausgeglichenheit und Gelassenheit im Alltag führen. Man kann lernen, wie mit Belastungen angemessen umgegangen werden kann.

Stressbewältigungstrainings enthalten in der Regel mehrere Komponenten:

1. *Problemlösetraining:* Ziel ist es, zu lernen, Probleme effektiv zu lösen und so die Anzahl von Sorgen zu verringern. (vgl. Kapitel 3.5)
2. *Gedankenveränderung:* Ein und dieselbe Situation kann bei einigen Menschen Stress erzeugen, bei anderen nicht. Hierfür sind individuelle, subjektive Gedanken, Vorstellungen und Interpretation von Situationen und Ereignissen verantwortlich. Ziel ist es, stresserzeugende Gedanken bei sich zu identifizieren und diese so zu verändern, dass sie zu einer hilfreicheren Reaktion in einer bestimmten Situation führen. Ein Beispiel: Zwei Kindergärtnerinnen beobachten die Kinder beim Spielen auf dem Klettergerüst. Ein Kind fällt. Eine Kindergärtnerin denkt sofort „Das Kind ist bestimmt verletzt“ und malt sich schon aus, wie Notärzte das Kind versorgen und wie ärgerlich die Eltern reagieren werden. Dies erzeugt in ihr Stress, Angst und Sorge. Die zweite Kindergärtnerin denkt hingegen „Das war nur ein kleiner Sturz in den weichen Sand; das geschieht häufig und noch niemals ist was Ernsthaftes passiert“. Sie bleibt ruhig und handelt überlegt. Die eigenen Gedanken zu verändern ist oft schwierig. Ein erster Schritt dazu ist, Gedanken in stressreichen Situationen zu beobachten und zu erkennen, wie man die Situation bewertet hat. Hilfestellungen zur Veränderung von Gedanken und Bewertungen werden im Rahmen einer Kognitiven Verhaltenstherapie gegeben. Hilfreiche Hinweise bietet das Buch von Kaluza (2004).
3. *Genusstraining:* Die Fähigkeit, auch kleine Dinge im Leben bewusst genießen zu können, ist ebenfalls förderlich für die Bewältigung von Stress. Genuss braucht jedoch Zeit und muss von einigen Menschen wieder ganz

neu erlernt werden. Dies kann beispielsweise geschehen, indem mit geschlossenen Augen Gegenstände getastet und genau beschrieben werden oder auch eine Frucht oder etwas Süßes intensiv betrachtet und geschmeckt wird.

4. *Entspannungstraining:* Wenn es Ihnen nicht gelingt, durch Sport oder andere Freizeitaktivitäten zur körperlichen und psychischen Entspannung zu gelangen, ist es förderlich, aktiv ein Entspannungsverfahren zu erlernen. Hierfür bieten sich beispielsweise die Progressive Muskelrelaxation (PMR) oder das Autogene Training an. In Buchläden findet sich viel Literatur mit Hintergrundinformationen zu verschiedenen Entspannungsverfahren und Übungsanleitungen. Auch Krankenkassen und Volkshochschulen bieten regelmäßig Entspannungskurse an. Weiter unten wird die Methode der Angewandten Entspannung ausführlicher erläutert.
5. *Zeitmanagement:* Stress bedeutet Zeitdruck. Dieser kommt häufig durch ungünstige Planungen von Aufgaben bzw. eine ungünstige Prioritätensetzung zu Stande. Ein verbessertes Zeitmanagement, d. h. eine sinnvolle Zeiteinteilung, ist daher für die Stressbewältigung förderlich.
6. *Sport und Bewegung:* Regelmäßige körperliche Aktivität – von Gartenarbeit und Treppen steigen über Fahrrad fahren und Wandern bis hin zum aktiven Training im Sportverein – trägt nicht nur zur physiologischen Fitness und Gesundheit, sondern auch zum psychischen Wohlbefinden und zur Stressreduktion bei.

Nähere Informationen zur Stressbewältigung finden sich in Selbsthilferatgebern zu diesem Thema; Volkshochschulen sowie Krankenkassen bieten regelmäßig Trainingsprogramme zur Stressbewältigung an. Im Folgenden soll ein Baustein aus dem Stressbewältigungstraining herausgegriffen und näher erläutert werden, weil dieser für Menschen mit chronischen Sorgen besonders wichtig ist: die Entspannung.

Der Alltag bietet viele Möglichkeiten zur Entspannung. So kann das Hören von Musik, ein Saunabesuch oder das Lesen eines guten Buches entspannend sein. Leidet man jedoch unter chronischen Ängsten und Sorgen, so fühlt man sich häufig innerlich und körperlich angespannt, und eigentlich entspannende Tätigkeiten führen nicht mehr zum gewünschten Erfolg. Dann kann das Erlernen eines aktiven Entspannungsverfahrens von Vorteil sein. Für die Generalisierte Angststörung hat sich dabei eine ganz besondere, allerdings hoch übungsintensive Entspannungsform als günstig erwiesen, die so genannte *Angewandte Entspannung*.

Angewandte Entspannung ist ein Bewältigungsverfahren, das auf der Progressiven Muskelrelaxation (PMR) nach Jacobson beruht. Es ist sinnvoll bei der Generalisierten Angststörung einsetzbar, da die Sorgen in der Regel mit einer erhöhten körperlichen Anspannung einhergehen. Ziel der Angewandten Entspannung ist es, bei den ersten Anzeichen der Angst oder Anspannung in Sekundenschnelle zu entspannen und somit Sorgenepisoden und ein Aufschaukeln der Angst und Anspannung zu vermeiden. Die Angewandte Entspannung kann von *jedem* erlernt werden! Voraussetzung ist konsequentes und regelmäßiges (tägliches) Üben. Das Erlernen der Angewandten Entspannung erfolgt dabei in mehreren Schritten (vgl. Abbildung 7). Wichtig ist, erst zum nächsten Schritt weiterzugehen, wenn die vorherige Übung beherrscht wird.

Entspannungsübung	Vorgehen	Dauer der Übung
Progressive Muskelrelaxation	Die einzelnen Muskelpartien des Körpers werden nacheinander erst angespannt und dann wieder gelockert	15–30 Minuten
Entspannung ohne Anspannung	Vom Kopf ausgehend wird der Körper in Gedanken bis zu den Füßen „durchgegangen" und die Muskeln werden entspannt ohne vorher anzuspannen	5–7 Minuten
Entspannung mit Entspannungswort	Mit jedem Ausatmen wird mehr entspannt. Das Ausatmen und somit die Entspannung wird mit einem Entspannungswort (z. B. „Entspannen", „Ruhe") gekoppelt.	2–3 Minuten
Entspannung „in allen Lagen"	Entspannung in unterschiedlichen Körperhaltungen und bei verschiedenen Tätigkeiten (z. B. Kopf-/Hand-/Beinbewegungen, Schreibtischarbeiten, Stehen, Laufen)	60–90 Sekunden
Schnelle Entspannung	15- bis 20-mal täglich schnell entspannen in verschiedenen nicht belastenden alltäglichen Situationen (z. B. zu Hause, Arbeit) und Tätigkeiten (z. B. Telefonieren, Arbeiten am Schreibtisch)	20–30 Sekunden
Angewandte Entspannung (Anwendungstraining)	Anwenden der schnellen Entspannung bei den ersten Anzeichen von Anspannung, Sorgen und Angst	wenige Sekunden

Abbildung 7: Schritte beim Erlernen der Angewandten Entspannung

Wie bereits erwähnt gibt es für das Erlernen der PMR – dem ersten Schritt beim Erlernen der Angewandten Entspannung, bei welchem die Muskelpartien des gesamten Körpers sukzessiv zunächst angespannt und anschließend gelockert werden – zahlreiche Möglichkeiten, wie beispielsweise Kurse bei Krankenkassen oder Volkshochschulen oder Anleitungen inklusive CD/Kassette in Buchhandlungen.

Es ist sehr wichtig, dass Sie die grundlegende Technik der PMR gut beherrschen, bevor Sie zu den weiteren Schritten der Angewandten Entspannung übergehen. Wir empfehlen Ihnen deshalb die oben genannten Möglichkeiten zu nutzen, die PMR zu erlernen. Haben Sie dabei Geduld und üben Sie regelmäßig! Nicht immer stellen sich die ersten Entspannungseffekte schon nach wenigen Übungen ein. Manchmal treten gerade zu Beginn auch unangenehme Körpersymptome auf. So kann beispielsweise ein zu starkes Anspannen der Muskulatur zu Krämpfen oder Schmerzen führen, welche das Erleben einer Entspannung natürlich verhindern. Dann ist es anzuraten, im Anspannungsteil der PMR weniger stark anzuspannen. Es können ganz unterschiedliche Symptome auftreten, die nicht immer auf Fehler oder Probleme beim Erlernen von Entspannung hindeuten. So wird ein Kribbeln in den Händen oder Beinen gerade zu Beginn manchmal als unangenehm empfunden. Dabei ist dies ein Anzeichen von Entspannung und kann daher als positiv eingeschätzt werden.

Häufig haben Betroffene auch das Gefühl, dass während der Entspannungsübung die Sorgen und Gedanken intensiver werden und sich vermehrt aufdrängen. Wenn Sie während der Übung belastende Gedanken haben, dann stellen Sie sich vor, diese Gedanken wären kleine Wolken, die durch Ihr Blickfeld ziehen: Sie kommen, sind kurz da und verschwinden ganz langsam wieder aus Ihrem Blickfeld. Versuchen Sie nicht, die Gedanken „wegzudrängen", denn das erfordert Anstrengung – also das Gegenteil von Entspannung. Lassen Sie Ihre Gedanken kommen und gehen und stellen Sie sich das Bild der vorbeiziehenden Wolke vor. So können Sie auch bei Auftreten von belastenden Sorgen die Übung mit Ruhe zu Ende bringen und werden am Ende mit dem entspannenden Effekt belohnt!

Wird die PMR beherrscht, kann zu den weiteren Schritten beim Erlernen der Angewandten Entspannung übergegangen werden.

Im Anhang (vgl. Seite 71 bis Seite 77) dieses Ratgebers finden Sie Anleitungen für die einzelnen Schritte beim Erlernen der Angewandten Entspannung (vgl. Arbeitsblatt 4, 5, 6, 8 und 9) sowie „Tagebücher“ (vgl. Arbeitsblatt 7 und 10), in denen Sie notieren können, wie oft Sie geübt haben und wie entspannt Sie sich dabei gefühlt haben. Lassen Sie sich Zeit und üben Sie viel, bevor Sie zur nächsten Variante übergehen.

Wie erkennt man, ob eine Übung beherrscht wird?

Schätzen Sie regelmäßig vor und nach jeder Übung den Grad Ihrer Entspannung auf einer Skala von 0 (vollkommen entspannt) bis 100 (vollkommen angespannt) ein. Bei der Einschätzung gibt es kein richtig und kein falsch! Ausschlaggebend ist Ihr individueller subjektiver Eindruck des körperlichen Entspannungsniveaus. Vermerken Sie die Werte in einem Entspannungstagebuch (vgl. Arbeitsblatt 7 und 10 im Anhang). Ist der Grad der Entspannung bei mehreren aufeinanderfolgenden Übungen um mindestens 20 bis 30 Punkte geringer als vor der Übung, dann können Sie zum nächsten Schritt im Erlernen der Angewandten Entspannung übergehen.

Die Angewandte Entspannung ist umso effektiver und hilfreicher, je früher sie bei aufkommender Anspannung und Sorge eingesetzt werden kann. Werden Sie zum Experten für Ihre individuellen *allerersten* Anzeichen einer Anspannungs-/Sorgenperiode! Dies schaffen Sie, indem Sie bereits parallel zu den Entspannungsübungen ein Tagebuch führen, in welchem Sie immer frühere Anzeichen von Anspannung und körperlichen Symptomen (z. B. innere Unruhe, Herzklopfen, Schwitzen) sowie typische Sorgengedanken (z. B. „Was ist, wenn meinem Mann etwas Schlimmes passiert ist?“) erfassen. Ziel der Angewandten Entspannung ist es schließlich, bei den allerersten Anzeichen und Symptomen von Sorgen, Angst oder Anspannung in Sekundenschnelle zu entspannen. Dies gelingt umso leichter, je früher Sie sich selbst beim Beginn einer Sorgen- bzw. Angstepisode „ertappen“.

Bei allen Schritten beim Erlernen der Angewandten Entspannung können Fehler und Probleme auftreten, auf welche in diesem Ratgeber nicht im Detail eingegangen werden kann. Sollten Sie Schwierigkeiten bei den Übungen haben, dann ist das Heranziehen von professioneller Unterstützung anzuraten. Dies gilt insbesondere, wenn Sie bei sich den Verdacht auf störungswertige Ängste und Sorgen (im Sinne einer manifesten Generalisierten Angststörung) haben.

3.7 Weniger Sicherheitssignale brauchen

Was meinen wir mit Sicherheitssignalen? Für Menschen mit Sorgen ist es typisch, dass sie versuchen, Sicherheit und Beruhigung zu erleben. Sie suchen nach Sicherheitssignalen, wenn sie sich sorgen. Dies könnte sein:

- Kinder oder ältere Angehörige im Auge behalten (auch wenn sie sehr gut alleine klar kommen), z. B. die Kinder immer selbst fahren,
- über das Telefon kontrollieren, ob alles in Ordnung ist (z. B. ist der Partner schon unterwegs? Ist alles in Ordnung?),
- sich bei anderen rückversichern, dass man alles richtig gemacht, dass sie der gleichen Meinung sind,
- eigene Arbeiten auf Richtigkeit überprüfen, mehr als nötig (oder als andere das tun usw.),
- den Schreibtisch immer aufräumen bevor man geht, so dass man am nächsten Tag keine Überraschung erlebt,
- immer 15 Minuten früher als nötig das Haus verlassen,
- immer ein Handy dabei haben.

(Bitte überlegen Sie, ob eine oder mehrere hier genannte Verhaltensweisen für Sie typisch sind? Oder ggf. andere, ähnliche Verhaltensweisen!)

Ebenso häufig kommt es vor, dass Menschen mit vielen Sorgen alles vermeiden, was sie an ihre Sorgen erinnern könnte. Das könnten sein:

- Nachrichten (Fernsehen, Radio, Zeitung),
- bei gefährlichen Dingen zuschauen,
- Rechnungen prüfen,
- unangenehme Dinge vor sich herschieben,
- Briefe zu öffnen, die Unannehmlichkeiten versprechen,
- Berichte über Krankheiten zu lesen oder zu hören,
- Gespräche mit Menschen, von denen Probleme oder schlechte Nachrichten erwartet werden.

Indem man sich rückversichert, sich beruhigen lässt, hofft man die Sorgen in den Griff zu bekommen. Auch die Vermeidung von Dingen, die Sorgen auslösen, soll die Sorgen verhindern. Häufig passiert allerdings das Gegenteil! Kurzfristig werden die Sorgen zwar weniger. Man hat ja kontrolliert, dass die Sorge nicht eingetroffen ist. Man fühlt sich beruhigt, die Sorgen bleiben aber unterschwellig bestehen. Es gibt keine Garantie, dass nicht beim nächsten Mal doch etwas Schlimmes geschieht. Das nächste Mal versucht man fast schon automatisch sich wieder versichern zu lassen, alles sei in Ordnung. Der Sorge selbst geht man aber nicht auf den Grund. Dadurch, dass man Unangenehmes zu vermeiden sucht, kann man nicht merken, dass es so schlimm nicht wäre, dass das Erwartete nicht einträfe, dass man die Situation meistern könnte oder die Angst vergeht. Es ist daher wichtig, sich nicht weiter rückzuversichern oder Dinge zu vermeiden.

Wenn die genannten Verhaltensweisen für Sie typisch sind, dann stellt sich die Frage, wie Sie sie reduzieren können. Hier gibt es zahlreiche Antwortmöglichkeiten (Sie könnten zum Beispiel das Problemlösetraining auf diese Frage anwenden!) – wir haben uns entschieden, Ihnen die folgenden drei Schritte vorzuschlagen:

a) *Erkennen Sie Ihr Sicherheitsverhalten und Ihr Vermeidungsverhalten durch verbesserte Selbstbeobachtung!*
   Häufig sind die genannten Verhaltensweisen Ihnen längst „in Fleisch und Blut übergegangen“, also zu selbstverständlich erscheinenden Routinen geworden. In diesem Fall ist es zunächst einmal wichtig zu bemerken, dass man in dieses Verhalten „fällt“. Wenn Sie zum Beispiel *nicht merken*, dass Ihr „Kontrollanruf“ bei Ihrem Sohn eigentlich weder „Pflicht“ ist, noch wirklich hilfreich ist, sondern nur der Beruhigung Ihrer Sorgen dient – dann können Sie sich auch nicht bewusst dagegen entscheiden, sich so zu verhalten. Um sich über die eigenen Sicherheitsverhaltensweisen in diesem Sinne klarer zu werden, haben sich einfache Tagesprotokolle bewährt.

Sie können zum Beispiel die Spalte „was habe ich gemacht?“ im Sorgentagebuch (vgl. Arbeitsblatt 11 im Anhang, Seite 78) nutzen und daraufhin durchgehen, welches Sicherheitsverhalten Sie gezeigt haben.

b) *Fragen Sie nach den Vor- und Nachteilen Ihres Sicherheitsverhaltens!* Das Sicherheitsverhalten ist manchmal eine liebgewordene Gewohnheit, es wird oft nicht mehr „hinterfragt". Genau dieses Hinterfragen sollte aber im zweiten Schritt hinzukommen! Nehmen wir an, Sie sind gewohnt, Ihren Mann jeden Nachmittag pünktlich um 17 Uhr auf der Arbeit anzurufen, um zu erfragen, ob er auch pünktlich nach Hause kommen wird. Welche Vorteile hat dieses Verhalten? Es gibt Ihnen eine gewisse Beruhigung! Das tut gut. Sie fühlen sich weniger angespannt, Sie können ggf. Dinge vorbereiten. Zugleich weiß Ihr Mann, dass Sie an ihn denken. Und vielleicht gibt es noch weitere Vorteile. Im Zusammenhang mit unserem Thema ist aber auch wichtig, sich zu fragen: Welche Nachteile hat dieses Verhalten? Denken Sie einmal über dieses Beispielproblem nach!

Es gibt tatsächlich eine ganz Reihe (denkbarer) Nachteile: Wenn Ihr Mann/Ihre Frau einmal wegen einer Bagatelle nicht am Platz sein sollte – wird Sie das dann nicht viel stärker in Aufregung versetzen als nötig? Ist es für Ihren Mann/Ihre Frau auf Dauer wirklich angenehm, diese „Kontrollanrufe" zu bekommen? Und: Dokumentiert ein solches Verhalten nicht Tag für Tag aufs Neue, dass Sie immer davon ausgehen, dass etwas Schlimmes passieren könnte? Genau diese Einstellung ist es aber (vgl. Kapitel 2), die dafür sorgt, dass Ihre Angstprobleme sich nicht etwa auflösen, sondern verfestigen.

Auch auf umgekehrte Weise könnten Sie dieses Verhalten hinterfragen: Denn was könnte schon wirklich passieren, wenn Sie den Anruf wegließen?

c) *Bauen Sie Ihr Sicherheitsverhalten ab, indem Sie lernen, Ihre Angst zu akzeptieren!* Selbst wenn Sie soweit Einsicht in Ihr Problemverhalten entwickelt haben, dass Sie wissen, dass Ihnen Ihr Sicherheitsverhalten nicht weiterhilft, ist es oft schwierig, das gewohnte Verhalten auch tatsächlich zu unterlassen. Der Grund dafür ist in der Regel die Erwartung, dass die Angst kommt und dass Sie ihr in irgendeiner Form nicht gewachsen sind, alles nur noch schlimmer wird usw. Ein Weg, der an dieser Stelle helfen kann, ist der der *aktiven Akzeptanz.* Gemeint ist damit eine Haltung, Gefühle wie Angst oder Schmerz zu akzeptieren und sich ihnen zu stellen und wahrzunehmen, was kommt. Das bedeutet, dass Sie keine zusätzlichen Gegenmaßnahmen anwenden, um diese Angst oder diesen Schmerz abzuwenden. Damit ist *nicht* gemeint in einer fraglichen Situation lediglich *passiv* zu akzeptieren, dass durch den Verzicht auf Sicherheitsverhalten (also zum Beispiel das Unterlassen eines Kontrollanrufs) die Angst (zurück-)bringen wird. In diesem Fall würden Sie die Angst nur erdulden und darunter leiden. Wichtig ist, dass Sie sich Ihrem Gefühl zuwenden und akzeptieren, dass Ihnen diese oder jene Situation Angst oder Sorge bereitet ohne gleich zu versuchen, diese Angst und Sorge abzuwenden. Patienten berichten, dass eine große Last von ihnen abfällt, wenn sie sich einmal zu diesem Schritt entschieden haben, denn gleichzeitig werden sie wieder handlungsfähiger, weil sie nicht mehr wie zuvor gegen die Angst ankämpfen müssen.

3.8 Sich den Sorgen stellen

Für eine ganz bestimmte Art von Sorgen ist es sinnvoll, sich intensiv mit den Sorgen und den damit einhergehenden Ängsten auseinanderzusetzen, um schließlich zu einer Belastungsreduktion durch die Sorgen zu gelangen. Gemeint sind überzogene Sorgen, die sich nicht auf Tatsachen oder gegenwärtig lösbare Probleme beziehen, wie z. B.

- ein Familienangehöriger könnte ernsthaft erkranken (objektiv liegen dafür jedoch aktuell keinerlei Hinweise vor),
- eine nahe stehende Person könnte in einen Unfall geraten,
- die Vogelgrippe könnte in Deutschland auf Menschen übergreifen,
- es könnte ein Krieg ausbrechen,
- mein Kind könnte „auf die schiefe Bahn“ geraten,
- ich könnte arbeitslos werden,
- ich könnte durch die Prüfung fallen.

> Überlegen Sie, ob Sie ähnliche, überzogene und nicht reale Sorgen bei sich entdecken, die Sie belasten. Hierfür können Sie auch das Arbeitsblatt 12 (vgl. Anhang, Seite 79) zur Einordnung Ihrer Sorgen verwenden (vgl. hierzu auch Seite 31).

Menschen neigen dazu, derartige Sorgen wegschieben zu wollen oder sich davon abzulenken, und damit nicht nur die Sorgen, sondern auch die unangenehmen Begleiterscheinungen (z. B. Anspannung, Unruhe, Nervosität) loszuwerden. Dies gelingt jedoch nicht immer und möglicherweise zunehmend schlechter. Die Sorgen und Ängste kehren immer wieder zurück, da sie nie vollständig bearbeitet und damit beendet worden sind.

„Sich den Sorgen stellen" ist eine Strategie, diesen Teufelskreis zu unterbrechen. In der Verhaltenstherapie wird bei Patienten mit Generalisierter Angststörung hierfür die so genannte „Sorgenkonfrontation" eingesetzt. Unserer Meinung nach ist eine korrekte und aussichtsreiche Durchführung einer Sorgenkonfrontation nur unter professioneller Anleitung möglich, weshalb wir diese Technik hier zwar zur Veranschaulichung vorstellen, anschließend jedoch eine deutlich vereinfachte Variante für die Selbsthilfe vorschlagen.

Die Sorgenkonfrontation in der Verhaltenstherapie bei Patienten mit einer Generalisierten Angststörung

Bei der Sorgenkonfrontation wird eine einzelne Sorge (z. B. „mein Mann wird in einen Autounfall verwickelt") bis zum schlimmsten Ausgang zu Ende gedacht. Durch die Zuhilfenahme eines so genannten Sorgendrehbuchs wird die konkrete Szene möglichst detailliert und bildhaft beschrieben. Dabei werden auch unterschiedlichste Sinnesmodalitäten mit einbezogen (Was ist zu sehen? Was ist zu spüren? Was ist zu riechen/schmecken/hören?) und auch die Symptome der Angst, vor denen man sich ja besonders fürchtet, sind ein unverzichtbarer Bestandteil dieses Drehbuchs (z. B. „mir wird ganz flau vor Angst"). Anschließend erfolgt eine Konfrontation mit dieser Szene in der Vorstellung. Diese funktioniert am besten, wenn der Betroffene sich vorstellt, selber an der Szene beteiligt zu sein; er ist also selbst einer der Akteure und nicht nur Zuschauer. Wenn die Sorge beispielsweise darin besteht, dass der Mann einen Unfall haben könnte, ist es besser, sich vorzustellen, wie man selbst die Nachricht vom Unfall erhält, oder wie man den Mann im Krankenhaus besucht, als sich vorzustellen, wie der Mann weit weg von Ihnen einen Unfall erleidet. Statt also die Situation passiv und unbeteiligt (wie auf der Couch sitzend im Fernseher) zu betrachten, ist es besser, direkt im Geiste und mit allen aufkommenden Gefühlen am Tatgeschehen beteiligt zu sein.

Ziel der Sorgenkonfrontation ist es, eine bestimmte Sorge, ohne Abweichen, bis zum schlimmsten Ausgang zu durchleben und die aufkommende Angst zu spüren, ohne diese zu vermeiden oder wegzudrängen. Es ist wichtig, dass die Vorstellung so lange aufrechterhalten wird, bis eine Gewöhnungsreaktion (so genannte Habituation) auftreten kann. Dies zu schaffen – also sich voll auf die Vorstellung zu konzentrieren und ihr nicht auszuweichen, bis die Angst anfängt, zurückzugehen – ist aber kein einfacher Lernprozess. Die Methode sollte deshalb mit therapeutischer Unterstützung eingesetzt werden. Bei ausreichend langer bzw. wiederholter Durchführung lassen die Intensität der Sorge, die Belastung dadurch und die Begleiterscheinungen der Angst (z. B. Anspannung, Unruhe, Herzrasen) nach. Der Körper gewöhnt sich an die Angst, die Sorge wirkt weniger bedrohlich und kann in einem neuen Licht interpretiert werden.

Im Folgenden finden Sie zwei Beispiele für so genannte Sorgendrehbücher, die im Rahmen der Verhaltenstherapie bei zwei Patienten mit Generalisierter Angst erarbeitet wurden und die Grundlage für die Sorgenkonfrontation bildeten.

Beispiel 1: Frau M., 57 Jahre, verheiratet, zwei erwachsene Söhne

Ausgewählte Sorge: Unfall des Sohnes

Beschreibung der Sorge mit dem schlimmsten Ausgang: Ich bin zu Hause. Ich koche Essen in der Küche. Das Radio spielt. Es ist sehr warm. Plötzlich klingelt das Telefon. Ich gehe in den Korridor und nehme den Hörer ab. Ich melde mich mit „Müller“ *(Name verändert).* Ich spüre einen Druck auf der Brust. Ich denke, es könnte etwas Unangenehmes sein und meine Gedanken fangen an zu rasen. Es meldet sich ein Mann von der Polizei mit seinem Dienstgrad. Er hat eine tiefe Stimme. Ich erschrecke mich und mein Herz beginnt mir bis zum Hals zu klopfen. „Es ist bestimmt was passiert.“ Der Polizist fragt: „Es handelt sich um Michael Müller – ist das Ihr Sohn?“ Mein Herz rast stärker. Mein Blutdruck steigt. Ich antworte: „Ja, das ist mein Sohn.“ Ich habe schreckliche Angst. Der Polizist sagt: „Ich muss Ihnen eine traurige Nachricht überbringen. Ihr Sohn ist tödlich verunglückt.“ Mir wird ganz schwindelig. Der Blutdruck steigt, ich spüre ein Hämmern im Kopf. Ich fange an zu weinen. Ich frage: „Wo ist es passiert.“ Der Polizist antwortet: „Auf der Autobahn.“ Er verabschiedet sich und legt auf. Ich bin vollkommen schockiert und weine. Mein Mann steht neben mir. Ich sage ihm: „Michael ist tot.“ Mein Mann nimmt mich in die Arme. Ich weine und glaube, diesen Moment nicht ertragen zu können.

(An dieser Stelle sollte in der Vorstellung so lange verblieben werden, bis die maximale Angstreaktion deutlich spürbar zurückgegangen ist.)

Beispiel 2: Herr Z., 33 Jahre, Ingenieur

Ausgewählte Sorge: Versagen im Beruf

Beschreibung der Sorge mit dem schlimmsten Ausgang: Ich habe eine neue Arbeitsaufgabe bekommen, die Entwicklung einer technischen Lösung. Eigentlich mache ich dies gern. Aber hier müssten Berechnungen durchgeführt werden, z. B. zur Statik. Ich habe keinen Lösungsansatz und muss heute noch etwas dem Chef vorlegen. Ich denke, ich drehe durch. Ich kann mich nicht konzentrieren. Die Gedanken drehen sich im Kreis. Ich bin unruhig, mir wird heiß und mir ist wie „wegdrehen".

Der Chef fragt, was ich herausgefunden habe. Ich bin angespannt und rede von Randproblemen, um überhaupt was aufzuweisen. Ich rede mich raus, was ich noch untersuchen muss, was ich noch nachschlagen muss. Ich spüre aber trotzdem gleichzeitig, dass dies alles nichts nützt und das Herz schlägt mir bis zum Hals. Er merkt, dass noch nichts rausgekommen ist und sagt, dass ich doch erst das Wesentliche hätte machen sollen. Er sagt dies sehr scharf und vor allen Kollegen im Zimmer. Ich kann nichts erwidern, schaue wie ein gescholtenes Kind und habe Schamgefühle, weil ich versagt habe. Ich fühle mich minderwertig und unsicher und weiß vor Angst überhaupt nicht mehr, wie es weitergehen soll.

(An dieser Stelle sollte in der Vorstellung so lange verblieben werden, bis die maximale Angstreaktion deutlich spürbar zurückgegangen ist.)

Das korrekte Erstellen eines solchen Drehbuches mit anschließender Sorgenkonfrontation ist nur unter Anleitung eines erfahrenen Verhaltenstherapeuten möglich. Für die Selbsthilfe möchten wir Ihnen eine vereinfachte Variante vorschlagen, wie Sie sich Ihren Sorgen stellen können.

Sich selbstständig den Sorgen stellen

Ziel ist es, sich weniger oberflächlich und vermeidend und dafür stärker unmittelbar und gefühlsmäßig mit den Sorgen und Ängsten auseinanderzusetzen, die übermäßig sind, nicht der gegenwärtigen Realität entsprechen und die nicht durch eine Problemlösung reduziert werden können. Hierfür können Sie folgendermaßen vorgehen:

1. Identifizieren Sie eine konkrete Sorge. Hierfür können Sie die Eintragungen der Selbstbeobachtung im Sorgentagebuch verwenden (Spalte: Welche sorgenvollen Gedanken gingen Ihnen durch den Kopf?).
2. Denken Sie diese Sorge bis zum Ende durch. Was ist der schlimmstmögliche, katastrophalste Ausgang?
3. Schreiben Sie diese „Geschichte“ auf. Stellen Sie sich vor, Sie würden jemanden am Telefon jede Einzelheit beschreiben.
4. Lesen Sie diese Geschichte wiederholt durch.

Im Anhang (vgl. Seite 79) haben wir zur Hilfestellung für Sie das Arbeitsblatt 12 bereitgestellt.

Dies ist keine einfache Übung! In dieser Übung setzen Sie sich mit Ihren Sorgen und Befürchtungen auseinander. Durch diese Übung werden Sie nicht nur Ihre Sorgen zu Ende denken, sondern werden beim Aufschreiben und Lesen der Geschichte möglicherweise intensive Gefühle wie Angst, Traurigkeit oder emotionalen Schmerz erleben. Dies ist zunächst unangenehm, hilft aber langfristig, die Sorgen zu reduzieren. Bedenken Sie dabei: Auch intensive Gefühle gehören zum Leben und können im Grunde keinen Schaden anrichten. Sollte Ihnen die Übung allerdings zu schwer erscheinen, zögern Sie nicht, sich professionelle Unterstützung zu suchen!

4 Ein Fallbeispiel

Im Folgenden möchten wir Ihnen ein Fallbeispiel einer Patientin vorstellen, die ihr Sorgenproblem mithilfe einer Psychotherapie in den Griff bekam, um Ihnen den Ablauf einer (üblichen) Leidensgeschichte und von möglichen Therapiemaßnahmen noch einmal zu verdeutlichen.

Frau Kaiser, 48 Jahre (Name und Alter zum Schutz der Anonymität verändert) und ihre übermäßigen Sorgen um ihre Angehörigen:

> „Ich hatte in letzter Zeit gehäuft unbegründete Angstzustände, die mich regelrecht in Panik versetzten. Dies wirkte sich schon negativ auf meine Beziehung aus. Ich machte immer Terror und Druck und reagierte manchmal richtig unkontrolliert. Ich habe ständig Angst gehabt, dass meinem Freund oder meinen Kindern etwas zustoßen könnte. Ich musste immer wissen, ob es Ihnen auch gut geht und habe sie daher mehrmals täglich angerufen. Wenn ich sie dann mal nicht erreichen konnte, versuchte ich über Bekannte oder Freunde zu erfahren, ob vielleicht etwas passiert sei. Konnte ich nichts in Erfahrung bringen, dann verfiel ich in Panik. Ich stellte mir dann vor, was alles passiert sein könnte. Ich konnte die Gedanken und Sorgen einfach nicht abstellen. Ich konnte mich dann gar nicht mehr konzentrieren und wurde immer mehr nervös und unruhig. Das wurde erst dann besser, wenn ich sicher wusste, dass meine Angst unbegründet war, also wenn ich meinen Freund oder meinen Sohn erreicht hatte und sich die Situation aufklärte. Die Angst und die Anspannung fielen dann wie ein Stein von mir ab und ich konnte meine Gedanken wieder ordnen. In letzter Zeit geriet ich immer öfter in solche Situationen. Mein Freund und mein Sohn sagten schon, dass meine ständige Sorgerei krankhaft sein könnte. Sie fühlten sich durch mich kontrolliert und belastet. Das war natürlich nicht mein Anliegen. Meine Erfahrungen haben gezeigt, dass ich mich meist unnötig gesorgt hatte. Ich wollte gern dahin kommen, diese Dinge in den Griff zu bekommen und mich nicht immer unnötig verrückt zu machen. Dies habe ich aber allein nicht geschafft und wollte mir deswegen professionell helfen lassen.
>
> Mein Vater war zeitlebens schwer krank gewesen und musste zuletzt gepflegt werden. Er starb, als ich 11 Jahre alt war. Das war sehr schlimm

für mich und hat mir große Angst gemacht. Ich habe dann meiner Mutter bei der Arbeit in der Landwirtschaft geholfen und ich habe viel Zeit bei meiner Großmutter verbracht. Sie war mir sehr wichtig und auch ihr späterer Tod war ein großer Verlust für mich. Seither habe ich immer Angst gehabt, weitere wichtige Personen zu verlieren. Die ganze Kindheit über war ich häufig kränklich und wenig widerstandsfähig. Später hatte ich zwei Verkehrsunfälle, die ich glücklicherweise glimpflich überstanden habe. Dies alles hat aber sicherlich dazu geführt, dass ich das „Gut" Gesundheit sehr schätze. Leider wurde mein zweiter Sohn dann behindert geboren. In dieser Zeit wurden meine Sorgen und Ängste immer stärker und übertrugen sich dann auch auf meinen gesunden ersten Sohn. Ganz schlimm wurde es, als dieser auszog und seine eigene Familie gründete. Mit der Zeit konnte ich aber ein Stück der Sorgen an seine Frau abgeben. Mein gesamtes Sorgenpotenzial entlädt sich nun auf meinen jetzigen Partner. Diesen habe ich nach der Trennung von meinem Mann kennengelernt. Da er aber auswärts arbeitet und immer wieder gesundheitliche Probleme hatte, machte ich mir unendlich Sorgen um ihn, wenn er nicht bei mir war. Diese Sorgerei drohte aber unsere Beziehung zu zerstören.

Ich habe mich dann zur Psychotherapie angemeldet. Ich hätte nicht gedacht, dass ich in so relativ kurzer Zeit meine Sorgen in den Griff bekommen könnte. Meine Therapeutin hat mit mir erarbeitet, warum die Sorgen immer wieder auftraten. Am wichtigsten war für mich, dass ich mich nicht ständig rückversichern darf, ob es allen auch gut geht. Dies führte zwar kurzfristig zur Reduktion der Angst, aber langfristig konnte dies nicht verhindern, dass die Sorgen immer wieder auftraten. Ich musste auch erkennen, dass meine Ablenkungsversuche wie Lesen oder Fernsehen nur von kurzem aber nicht dauerhaftem Erfolg waren. Ich erlernte die Sorgenexposition. Ich stellte mich meinen schlimmsten Befürchtungen und lernte einen völlig neuen Umgang mit meinen Sorgen. Ja, das „zu Ende denken der Sorgen" und das Weglassen des Rückversicherungsverhaltens waren sicherlich die zentralen Punkte der Therapie. Dies hat zu neuen Bewertungen von Situationen geführt. Ich hatte nun keine Scheu mehr und ging nicht mehr den Weg des geringsten Widerstandes. Auch heute ca. 1 Jahr nach der Therapie kann ich sagen, dass die Behandlung mir wieder zu mehr Lebensqualität verholfen hat. Es gibt im Leben immer wieder Situationen und Sorgen, mit denen man

> fertig werden muss. Sie sind unvermeidbar. Es ist ein gutes Gefühl, dass ich gelernt habe, damit umzugehen und dass ich nicht mehr davon beherrscht werde. Dabei setze ich mich mit den Dingen, die mich am meisten belasten, am ehesten auseinander, schiebe sie nicht mehr vor mir her. Ich habe den Kopf frei bekommen für die anderen Dinge des Lebens, bin insgesamt zufriedener mit mir selbst."

Am Ende der Therapie und auch 1 Jahr nach der Therapie erfüllten die Beschwerden der Patientin nicht mehr die Kriterien für eine Generalisierte Angststörung. Ihre Beschwerden hatten sich deutlich reduziert.

5 Zum Abschluss: Wie ziehen Sie den größten Nutzen aus dem Ratgeber?

Nachdem Sie den vorliegenden Ratgeber nun durchgelesen haben, werden Ihnen einige der vorgeschlagenen Hilfsmöglichkeiten mehr zusagen als andere. Nutzen Sie diesen Impuls! Versuchen Sie, genau diejenigen Elemente des Ratgebers, die Ihnen am meisten zu liegen scheinen oder die für Sie persönlich am sinnvollsten sind, möglichst gut umzusetzen. Die Erfahrungen mit unseren Patienten zeigen, dass es erfolgversprechender ist, einen Ansatz energisch und konsequent zu verfolgen, als viele verschiedene Ansätze nur halbherzig.

Der Warnhinweis zu unserem Ratgeber sei allerdings ebenfalls wiederholt. Falls Sie merken, Sie sind von Ihren Sorgen bereits zu sehr beansprucht, um von den hier vorgeschlagenen Übungen noch profitieren zu können – dann ist fachliche Hilfestellung zu empfehlen. Bitte nutzen Sie dann die entsprechenden Hinweise im Anhang (vgl. Adressen, Seite 61).

Anhang

Zitierte Literatur

Hoyer, J., Becker, E. S. & Roth, W. T. (2001). Characteristics of worry in GAD patients, social phobics, and controls. *Depression and Anxiety, 13,* 89–96.

Wittchen, H.-U., Krause, P., Hoyer, J., Beesdo, K., Jacobi, F., Höfler, M. & Winter, S. (2001). Prävalenz und Korrelate Generalisierter Angststörungen in der Allgemeinarztpraxis. *Fortschritte der Medizin, Sonderheft I/2001,* 17–25.

Literaturempfehlungen

Bandelow, B. (2004). *Das Angstbuch.* Hamburg: Rowohlt.

Becker, E. S. & Hoyer, J. (2005). *Generalisierte Angststörung.* Göttingen: Hogrefe.

Becker, E. S. & Margraf, J. (2002). *Generalisierte Angststörung: Ein Therapieprogramm.* Weinheim: Beltz.

Kaluza, G. (2004). *Stressbewältigung.* Heidelberg: Springer.

Wittchen, H.-U., Hoyer, J., Jacobi, F. & Schuster, P. (2001). *Generalisierte Angst. Ihr Therapieratgeber.* Frankfurt: Wyeth Pharma.

Adressen

1. Eine Behandlung der Generalisierten Angststörung mit den in diesem Ratgeber vorgestellten Methoden bieten viele niedergelassene Psychologische Psychotherapeuten mit Schwerpunkt Verhaltenstherapie an. Adressen von niedergelassenen Psychotherapeuten/innen in Ihrer näheren Wohnumgebung erhalten Sie bei der Kassenärztlichen Vereinigung Ihres Bundeslandes. Die Telefonnummern und Internetadressen finden Sie z. B. unter

   www.kbv.de
   www.kbv.de/service/3002.html

2. In Universitätsstädten besteht die Möglichkeit, sich an die so genannten Psychotherapeutischen Hochschulambulanzen zu wenden. Deren Adressen finden Sie im Internet unter

   www.klinische-psychologie-psychotherapie.de/institutsambulanzen.html

3. Ausgewählte, auf die Behandlung der Generalisierten Angststörung spezialisierte Hochschulambulanzen finden Sie z. B. in Dresden, Münster und Göttingen.

   Institutsambulanz und Tagesklinik für Psychotherapie (IAP)
   der TU Dresden
   Ambulanz Generalisierte Angststörung
   Hohe Str. 53
   01187 Dresden
   Tel.: 03 51/46 33 69 57
   E-Mail: gad-ambulanz@psychologie.tu-dresden.de

   Westfälische Wilhelms-Universität Münster
   Fachbereich Psychologie
   Psychotherapie-Ambulanz
   Fliednerstr. 21
   48149 Münster
   Tel.: 02 51/8 33 41 40
   E-Mail: info@sorgenambulanz.de

Georg-August-Universität Göttingen
Abt. Psychosomatik und Psychotherapie
Ambulanz für Generalisierte Angststörung
Von-Siebold-Str. 5
37075 Göttingen
Tel.: 05 51/39 67 06

Für Rückmeldungen und Erfahrungsberichte zu diesem Ratgeber sind wir dankbar! Bitte schreiben Sie an:

Prof. Dr. Jürgen Hoyer
Institutsambulanz und Tagesklinik für Psychotherapie (IAP)
der TU Dresden
Ambulanz Generalisierte Angststörung
Hohe Str. 53
01187 Dresden
Fax: 03 51/46 33 69 55
E-Mail: ambulanz@psychologie.tu-dresden.de

Arbeitsblätter

Arbeitsblatt: Selbsttest 1

	Ja	Nein
Leiden Sie unter Angst, Sorgen und Anspannung im Zusammenhang mit eigentlich alltäglichen Dingen?	☐	☐
Haben Sie mehr Angst und Sorgen, als andere Personen in Ihrer Situation haben würden, d. h. machen Sie sich übermäßig Sorgen?	☐	☐
Fällt es Ihnen schwer, Ihre Sorgen und Ängste zu kontrollieren (zu stoppen) und sich abzulenken?	☐	☐
Welche der folgenden Beschwerden hatten Sie in den letzten Wochen?		
– Ruhelosigkeit oder Nervosität	☐	☐
– das Gefühl, ständig „auf dem Sprung“ zu sein	☐	☐
– leichte Ermüdbarkeit/Erschöpfbarkeit	☐	☐
– Reizbarkeit	☐	☐
– Konzentrationsschwierigkeiten	☐	☐
– Schlafschwierigkeiten	☐	☐
– Innere Anspannung/oder Muskelverspannungen	☐	☐
Belasten oder beeinträchtigen diese Symptome, Sorgen und Ängste Sie bei Ihren alltäglichen Aktivitäten?	☐	☐
Leiden Sie bereits 6 Monate oder länger an derartigen Symptomen, Sorgen und Ängsten?	☐	☐

Wenn Sie mehrere dieser Fragen mit „ja“ beantwortet haben, leiden Sie möglicherweise an einer Generalisierten Angststörung.

Arbeitsblatt: Die drei Fragen – Ordnung im Chaos der Sorgen **2**

1. Frage:
Welche meiner Sorgen sind wirklich wichtig und welche sind im Grunde zu vernachlässigen?

Bitte eintragen:

Wichtige Sorgen	Weniger wichtige Sorgen
________________	________________
________________	________________
________________	________________
________________	________________

Wir beschäftigen uns nur weiter mit den wichtigen Sorgen!

2. Frage:
Welche der wichtigen Sorgen gehen (vermutlich) eher auf lösbare Probleme zurück, welchen liegt ein unlösbares Problem zu Grunde?

Bitte eintragen:

Unlösbare Probleme	Lösbare Probleme
________________	________________
________________	________________
________________	________________
________________	________________

Wir beschäftigen uns nur weiter mit den Sorgen, die auf unlösbare Probleme zurückgehen, für die anderen wenden wir (später) das Problemlösetraining an!

3. Frage:
Über welche der unlösbaren Probleme mache ich mir nach meiner eigenen Überzeugung zu Recht Sorgen?

Bitte eintragen:

Sorgen überzogen	Sorgen zu Recht
________________	________________
________________	________________
________________	________________
________________	________________

Für die überzogenen Sorgen können Sie zum Beispiel die Sorgenexposition anwenden!

Die Sorgen, die zu Recht bestehen, sind eigentlich kein Problem, das man „behandeln“ sollte. Diese Sorgen sollte man lernen, zu akzeptieren (siehe Kapitel 3.2).

Arbeitsblatt: So löse ich ein Problem 3

1. Problembeschreibung

Was ist das Problem?

Wie sieht die Situation genau aus?

Wie reagiere ich in der Situation?

2. Sammeln von Lösungsmöglichkeiten (Brainstorming)

Welche *Lösungsideen,* egal wie unsinnig oder verrückt sie erscheinen, fallen mir ein? Ich schreibe alle Einfälle auf, ohne diese vorschnell zu bewerten.

Arbeitsblatt: So löse ich ein Problem (Fortsetzung) 3

3. Bewertung der Lösungsmöglichkeiten und Treffen einer Entscheidung

Ich schaue mir alle Lösungsideen an und überlege mir *Vor- und Nachteile.* Ich betrachte kurzfristige und langfristige *Konsequenzen.* Erst dann beurteile ich, wie befriedigend ich die Alternativen finde (–3 bis +3).

Ich entscheide mich für die günstigste *Lösungsmöglichkeit* oder eine Kombination von Alternativen!

Arbeitsblatt: So löse ich ein Problem (Fortsetzung) 3

4. Planung des weiteren Vorgehens

Was ist zu tun?
Ich überlege mir, wie ich konkret bei der Bewältigung meines Problems vorgehe.

Handlungen und deren Reihenfolge	Wann und wo umsetzbar?

Arbeitsblatt: So löse ich ein Problem (Fortsetzung) 3

5. Umsetzung des Plans

Alle voher festgelegten Problemlöseschritte werden durchgeführt.

6. Rückblick: Wie erfolgreich war die Lösung?

Habe ich die jeweiligen Schritte *zur Erreichung des Ziels* umgesetzt? Was war gut und erfolgreich?	Wo gab es *Schwierigkeiten* bzw. wo ist mir die Umsetzung nicht gelungen?	Was könnte ich *anders* machen?

➡ **Ist das Problem gelöst und das Ziel erreicht? Wenn nicht, dann gehe ich wieder einige Schritte in diesem Schema zurück und versuche es erneut (vgl. auch Kapitel 3.5).**

Arbeitsblatt: Progressive Muskelrelaxation (PMR) 4

Vorbereitung:
Ich sorge dafür, dass ich in den nächsten **15 Minuten ungestört** bin (Telefon/Klingel abstellen, Personen in der Wohnung Bescheid geben). Ich achte darauf, dass ich durch Kleidung, Schuhe, Brille oder Kontaktlinsen nicht eingeengt oder gestört bin. Für die Übung wähle ich mir einen bequemen, nicht allzu weichen Stuhl oder Sessel. Ich versuche, mich durch Geräusche (z. B.: knurrender Magen, Straßenverkehr) nicht stören zu lassen und mich auf meinen Körper zu konzentrieren.

Anleitung zur Progressiven Muskelrelaxation

Ich versuche, jetzt nacheinander die folgenden Muskelgruppen *ca. fünf bis sieben Sekunden* anzuspannen, die Anspannung langsam loszulassen und danach *ca. 15 Sekunden* auf die Entspannung des Muskels zu achten. Ich achte darauf, dass mir Anspannung und Entspannung angenehm sind und ich nicht verkrampfe.

Ich schließe die Augen und konzentriere mich auf die Anspannung und die Entspannung in meinem Körper.

Die folgenden Muskelgruppen sollen an- und entspannt werden:

1. Rechte Hand und rechter Unterarm (Ballen der Faust)
2. Linke Hand und linker Unterarm (Ballen der Faust)
3. Oberarme (Ellenbogen gegen die Unterlage/Rückenlehne drücken)
4. Nacken und Hals (Kopf rückwärts gegen Unterlage drücken, Kinn zur Brust ziehen)
5. Schultern (Schultern kreisen)
6. Stirn (Augenbrauen hochziehen, zusammenziehen)
7. Mund und Wangen (Zähne zusammenbeißen, Zunge gegen Gaumen drücken, Lippen fest aufeinander pressen)
8. Brust (tief einatmen, Luft kurz anhalten)
9. Bauch (Bauchmuskeln hart machen oder einziehen)
10. Rücken (Hohlkreuz machen, Gesäß und Schultern fest gegen Unterlage)
11. Po (Gesäßmuskeln anspannen)
12. Oberschenkel (Fersen fest gegen den Boden drücken)
13. Füße und Waden (Ferse auf den Boden, Fußspitze heben, Zehen nach oben ziehen)

Ich bleibe noch mindestens 3 Minuten in der Entspannung. Dann zähle ich von 5 rückwärts, recke und strecke mich, öffne langsam die Augen und beende die Übung.

In meinem Entspannungstagebuch (vgl. Arbeitsblatt 7) vermerke ich den Grad meiner Entspannung.

Arbeitsblatt: Entspannung ohne Anspannung und Entspannung mit Entspannungswort 5

Vorbereitung:
Ich sorge dafür, dass ich in den nächsten **5 bis 10 Minuten ungestört** bin (Telefon/Klingel abstellen, Personen in der Wohnung Bescheid geben). Ich achte darauf, dass ich durch Kleidung, Schuhe, Brille oder Kontaktlinsen nicht eingeengt oder gestört bin. Für die Übung wähle ich mir einen bequemen, nicht allzu weichen Stuhl oder Sessel. Ich versuche, mich durch Geräusche (z. B.: knurrender Magen, Straßenverkehr) nicht stören zu lassen und mich auf meinen Körper zu konzentrieren.

Anleitung zur Entspannung ohne Anspannung

Durch das Üben der Progressiven Muskelentspannung ist mir das Gefühl von Entspannung in den einzelnen Muskelgruppen vertraut geworden. Ich versuche nun, dieses Gefühl auch **ohne vorherige Anspannung** zu erzeugen.

Ich schließe die Augen und konzentriere mich auf die Entspannung in meinem Körper.

Ich gehe in Gedanken von Kopf bis Fuß durch meinen Körper und entspanne:

1. Gesicht
2. Nacken und Hals
3. Schultern
4. Hände und Arme
5. Brust und Bauch
6. Po
7. Beine und Füße

Ich bleibe noch mindestens 3 Minuten in der Entspannung. Dann zähle ich von 5 rückwärts, recke und strecke mich, öffne die Augen und beende die Übung.

In meinen Entspannungstagebuch (vgl. Arbeitsblatt 7) vermerke ich den Grad meiner Entspannung.

Anleitung zur Entspannung mit Entspannungswort

Nachdem ich in den vergangenen Wochen das Entspannen ohne vorherige Anspannung der jeweiligen Muskelgruppe geübt habe, lerne ich nun, mich **in Anlehnung an meinen Atemrhythmus zu entspannen**. Ich überlege mir ein **geeignetes Wort, das ich mit Entspannung verbinde** (z. B. „Ruhe", „Entspannen").

Mein Entspannungswort ist: ______________________________

1. Ich entspanne mit geschlossenen Augen meinen Körper von Kopf bis Fuß, ohne vorher anzuspannen.
2. Parallel zum Ausatmen sage ich mir im Stillen jeweils mein Entspannungswort.
3. Ich entspanne mich mit jedem Ausatmen immer tiefer.

Ich bleibe noch einige Minuten in der Entspannung. Dann zähle ich von 5 rückwärts, recke und strecke mich, öffne die Augen und beende die Übung.

In meinem Entspannungstagebuch (vgl. Arbeitsblatt 7) vermerke ich den Grad meiner Entspannung.

Arbeitsblatt: Entspannung in allen Lagen 6

Für die „Entspannung in allen Lagen" sind **keine besonderen Vorbereitungen** notwendig, da nun die Entspannung zunehmend auf alltägliche Situationen übertragen werden soll. Jedoch sollen noch keine belastenden Situationen für die Übung ausgewählt werden, sondern **nicht belastende alltägliche Situationen**.

Anleitung zur Entspannung in allen Lagen

Nachdem ich durch Konzentration auf meine Atmung in Verbindung mit meinem Entspannungswort entspannen kann, soll diese **Fertigkeit nun auf verschiedene nicht belastende Situationen übertragen** werden.

Ich entspanne zuerst mittels meines Entspannungswortes. Nun führe ich verschiedene Bewegungen und Tätigkeiten aus. Dabei sollen immer *nur die Muskelgruppen angespannt sein, die für die gerade ausgeführte Tätigkeit nötig sind.* Ich konzentriere mich immer auf die Entspannung im restlichen Körper.

1. *Sitzen auf Stuhl:* Öffnen der Augen – langsames Umschauen im Raum (nach links, rechts, oben, unten), erst ohne, dann mit Kopfbewegungen – Heben der rechten Hand – nach vorn Strecken des rechten Arms – nach oben Strecken des rechten Arms – wieder bequemes Ablegen des rechten Arms – Heben der linken Hand – nach vorn Strecken des linken Arms – nach oben Strecken des linken Arms – wieder bequemes Ablegen des linken Arms – Heben des rechten Fußes – Strecken des rechten Beins – Entspannen des rechten Beins – Heben des linken Fußes – Strecken des linken Beins – Entspannen des linken Beins.
2. *Sitzen an einem Schreibtisch:* Ausführen verschiedener Tätigkeiten: Schreiben, Lesen, Bedienung des Computers, einer Fernbedienung, Telefonieren
3. *im Stehen:* Ich stehe ca. 10 cm von einer Wand entfernt; die Füße ca. 30 cm auseinander. Ich entspanne mit Entspannungswort bei geöffneten Augen – Umschauen im Raum (nach links, rechts, oben, unten), erst nur mit den Augen dann auch mit Bewegen des Kopfes – Heben der rechten Hand – nach vorn Strecken des rechten Arms – nach oben Strecken des rechten Arms – Arm wieder locker lassen – nach vorn Strecken des linken Arms – nach oben Strecken des linken Arms – Arm wieder locker lassen.
4. *im Gehen:* Ich entspanne mich zunächst im Stehen mittels Entspannungswort mit geöffneten Augen. Dann laufe ich durch die Wohnung und bleibe dabei locker und entspannt.

Ich achte bei all diesen Übungen darauf, die nicht benötigten Muskeln so locker wie möglich zu lassen.

In meinem Entspannungstagebuch (vgl. Arbeitsblatt 7) vermerke ich den Grad meiner Entspannung.

Arbeitsblatt: Entspannungsbuch (für Progressive Muskelrelaxation, Entspannung ohne Anspannung; Entspannung mit Entspannungswort und Entspannung in allen Lagen)

7

Üben Sie zweimal täglich! Notieren Sie dabei das **Datum** (1) und die **Zeit**, die Sie gebraucht haben, um entspannt zu sein (2). Schätzen Sie ein, wie **entspannt** Sie vor (3) und nach (4) der Übung waren! Verwenden Sie die Spalte „**Bemerkungen**“ (5), um eventuelle Schwierigkeiten oder Besonderheiten zu notieren. Sollten Sie einmal eine Übung nicht durchführen, lassen Sie die Zeile frei und notieren Sie sich, warum Sie nicht geübt haben.

Datum (1)	**Zeit (2)**	**Entspannung**		**Bemerkungen (5)**
		Vorher (3)	**Danach (4)**	

0 = vollkommene Entspannung, 100 = vollkommene Anspannung

Arbeitsblatt: Schnelle Entspannung **8**

Vorbereitung:
Ziel der „Schnellen Entspannung" ist es, sich **in 20 bis 30 Sekunden** möglichst oft am Tag zu **entspannen**. Damit Sie die Möglichkeit und vor allem eine Erinnerung haben, häufig und auch sehr spontan zu üben, sollen farbige **Klebepunkte**, welche Sie in jedem Schreibwarenladen erwerben können, als Unterstützung dienen. Diese **platzieren** Sie an verschiedenen Stellen Ihrer Wohnung (z. B. an der Kühlschranktür, auf der Fernbedienung des Fernsehers), Ihrer Arbeitsumgebung (z. B. auf dem Telefonhörer, einem Ringordner) etc. Wann immer Ihnen dann ein solcher Klebepunkt im Laufe des Tages auffällt, sollen Sie die „Schnelle Entspannung" durchführen.

Anleitung zur „Schnellen Entspannung"

In der letzten Phase vor der eigentlichen Anwendung der Entspannung in Bezug auf Angst und Sorgen soll ein noch schnelleres Entspannen geübt werden. In alltäglichen, nicht belastenden Situationen werde ich mich **15- bis 20-mal am Tag so schnell wie möglich entspannen**. Immer dann, wenn mein Blick auf einen der Klebepunkte fällt, werde ich versuchen, mich so schnell wie möglich zu entspannen.

1. Ich nehme einen tiefen Atemzug und atme langsam aus.
2. Ich denke mein Entspannungswort (z. B. „Entspannen") und atme jedes Mal ruhig aus.
3. Ich suche gedanklich meinen Körper nach allen Signalen von Spannung ab und entspanne mich so weit wie möglich in der Situation.

Ich bleibe noch 30 bis 60 Sekunden im entspannten Zustand.

In meinem Entspannungstagebuch (vgl. Arbeitsblatt 10) vermerke ich den Grad meiner Entspannung.

Arbeitsblatt: Angewandte Entspannung 9

Vorbereitung:
Bei der *„schnellen Entspannung“* haben Sie gelernt, sich in neutralen Situationen schnell zu entspannen. Setzen Sie diese Technik jetzt ein, **sobald Sie erste Anzeichen von Angst, Anspannung oder Nervosität bemerken.** Notieren Sie sich die für Sie typischen ersten Anzeichen von Angst und Anspannung (z. B. Herzklopfen, flaues Gefühl, „Was ist, wenn …“) (1).

Am Anfang wird das Entspannen in diesen Situationen schwerer fallen, als in nicht belastenden Situationen, aber durch regelmäßiges Üben wird es Ihnen immer besser gelingen, sich auch in diesen Situationen zu entspannen. Bereiten Sie sich in Situationen, wo es häufig zu innerer Anspannung kommt, vor, die Entspannung einzusetzen und vergegenwärtigen Sie sich noch einmal die Instruktion zur *„Schnellen Entspannung“* (2)!

Anleitung zur „Angewandten Entspannung“

1. Die ersten Anzeichen von Angst und Anspannung bei mir sind:

   ____

   ____

   ____

   ____

   ____

2. Treten erste Anzeichen von Angst, Anspannung und Nervosität bei mir auf, so entspanne ich mich sofort mithilfe folgender Technik:
   1. Ich nehme einen tiefen Atemzug und atme langsam aus.
   2. Ich denke mein Entspannungswort (z. B. „Entspannen“) und atme jedes Mal ruhig aus.
   3. Ich suche gedanklich meinen Körper nach allen Signalen von Spannung ab und entspanne mich so weit wie möglich in der Situation.
   4. Ich bleibe noch 30 bis 60 Sekunden im entspannten Zustand.

In meinem Entspannungstagebuch (vgl. Arbeitsblatt 10) vermerke ich die Häufigkeit und den Grad meiner Entspannung.

Arbeitsblatt: Entspannungstagebuch für Schnelle Entspannung und Angewandte Entspannung **10**

Markieren Sie für jeden Tag (1) jede Übung der *„Schnellen Entspannung“* bzw. der *„Angewandten Entspannung“* mit einem Strich (2) und schätzen Sie die durchschnittlich erreichte Entspannung ein (3).

Datum (1)	Strichliste zur Entspannung (2)	durchschnittliche Entspannung (3)	Bemerkungen

0 = vollkommene Entspannung, 100 = vollkommene Anspannung

Arbeitsblatt: Sorgentagebuch 11

Datum/ Uhrzeit	Welche sorgenvollen Gedanken gingen Ihnen durch den Kopf?	Wie stark war Ihre Angst? 0 (keine Angst) – 100 (extrem starke Angst)	Wie stark war Ihre Anspannung? 0 (vollkommen entspannt) – 100 (vollkommen angespannt)	Welche körperlichen Anzeichen spürten Sie?	Was haben Sie gerade gemacht, als die Sorgen und Ängste eintraten?

Arbeitsblatt: Sich den Sorgen stellen 12

Eine Voraussetzung für eine erfolgreiche Bearbeitung einer Sorge ist, die Sorge bis zum schlimmsten Ausgang zu Ende zu denken und sich nicht abzulenken, indem etwas anderes gemacht oder an etwas anderes gedacht wird.

Meine ausgewählte Sorge: ______________________________

Wie geht meine Sorge schlimmstenfalls aus? Ich schreibe dies als „Geschichte“ auf.

____

____

____

____

____

____

____

____

____

____

____

____

____

____

____

(vgl. auch die Anleitung im Kapitel 3.8)